婴幼儿母乳喂养与辅食添加

YINGYOUER MURU WEIYANG YU FUSHI TIANJIA

主审◎李亚军

主编◎米　阳　温春梅

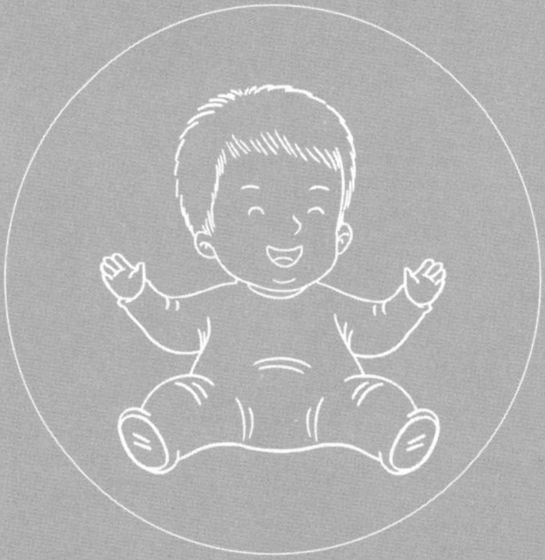

陕西新华出版

陕西科学技术出版社

Shaanxi Science and Technology Press

西 安

图书在版编目（CIP）数据

婴幼儿母乳喂养与辅食添加 / 米阳，温春梅主编 . —
西安：陕西科学技术出版社，2023.10
ISBN 978-7-5369-8744-9

Ⅰ . ①婴… Ⅱ . ①米… ②温… Ⅲ . ①母乳喂养②婴
幼儿—哺育 Ⅳ . ① R174

中国国家版本馆 CIP 数据核字 (2023) 第 115319 号

婴幼儿母乳喂养与辅食添加

主审　李亚军

主编　米　阳　温春梅

策划编辑　付　琨
责任编辑　潘晓洁　曾　珂
封面设计　萨木文化

出 版 者　陕西科学技术出版社
西安市曲江新区登高路 1388 号陕西新华出版传媒产业大厦 B 座
电话（029）81205187　传真（029）81205155　邮编 710061
http://www.snstp.com
发 行 者　陕西科学技术出版社
电话（029）81205180　81206809
印　　刷　西安五星印刷有限公司
规　　格　710mm × 1000mm　16 开本
印　　张　10.5
字　　数　157 千字
版　　次　2023 年 10 月第 1 版
2023 年 10 月第 1 次印刷
书　　号　ISBN 978-7-5369-8744-9
定　　价　58.00 元

《婴幼儿母乳喂养与辅食添加》

编委会

主　审　李亚军

主　编　米　阳　温春梅

副主编　佟雅婧　刘敏娜　李占魁　陈红宇

编　者　米　阳　温春梅　佟雅婧　刘敏娜　李占魁　陈红宇　赵　琛　郭　振

绘　画　胡金华

序言

PREFACE

孩子是祖国的未来，也是家庭的希望。婴幼儿时期是孩子成长的必经阶段，也是最需要打好基础的时期。母乳喂养是养育宝宝最自然、最健康的方式，科学添加辅食能助力宝宝健康成长。普及母乳的重要性，正确地进行母乳喂养，以及科学合理地添加辅食对孩子健康成长至关重要。

《婴幼儿母乳喂养与辅食添加》一书由西北妇女儿童医院的米阳教授联合多位专家编写。西北妇女儿童医院是陕西省卫生健康委员会直属的三级甲等妇女儿童专科医院，承担陕西省妇女保健、儿童保健和计划生育技术指导及质量控制工作，主要开展人群妇幼健康教育、妇幼卫生信息监测、妇幼保健技术管理研究等。

在养育新生命的过程中，需要爸妈付出满满的爱与责任。新手爸妈都想给宝宝最好的，但又常常担心自己的观念是否正确、方法是否得当。《婴幼儿母乳喂养与辅食添加》一书从新手妈妈们的实际出发，为宝妈们普及母乳的重要性及科学喂养的细节知识，包括什么是纯母乳喂养，什么是混合喂养，正确的哺乳姿势是什么，如何判断宝宝吃饱了没有，正确的衔乳姿势有哪些要点，宝宝辅食从哪种食物开始，宝宝容易对哪些食材过敏，如何分月龄科学添加辅食，宝宝不接受辅食怎么办，等等这些宝妈们非常关注的问题。书中不仅有喂养过程中常见问题的解决方法，还对很多喂养过程中的错误认知进行了科学解答，能帮助宝妈消除母乳喂养和辅食添加中可能遇到的困惑和迟疑，给她们方法和心理上的支持，让宝妈从心底接受母乳喂养，科学添加辅食。另外，这本书还创新性地挖掘和传承了中医药促进母乳喂养的独特优势，普及了中医在母乳喂养中的适宜技术，贴心地为新手爸妈准备了“宝宝喂养记录日志”，方便他们清楚地记录宝宝每一天的喂奶次数、辅食添加、尿布使用和睡眠情况。

这本书图文并茂：插画写实生动，文字由浅入深，将喂养方法娓娓道来；选问有代表性，问题贴近宝妈实际需求，是每一位新手爸妈喂养宝宝的科学指南。

西北妇女儿童医院院长

[signature]

2023 年 9 月

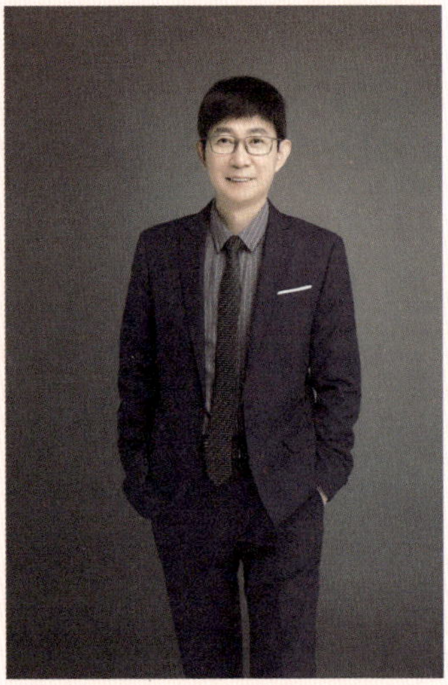

李亚军，主任医师，教授，医学博士，硕士研究生导师。享受国务院特殊津贴专家，现任西北妇女儿童医院院长。注重医院创新管理，将精细化管理有效应用在医疗质量管理和医院服务管理中，致力于医疗、教学、科研及管理四轮协同发展。近年来一直致力于人文医院建设的研究与实践。现为中国医师协会全科医师分会副会长、中国医药卫生文化协会人文医院分会副会长等。曾多次获“中国医院优秀院长”“中国健康服务业年度创新人物”“中国最具领导力的医院院长”殊荣，并荣获首届“西安之星”荣誉称号。发表论文 120 余篇，其中 SCI 收录论文 20 篇。主编教材和专著 9 部，获发明专利 2 项。曾参与完成 2 项国家自然科学基金项目。获陕西省政府科技奖 2 项、陕西省教学成果奖 2 项。

目录

CONTENTS

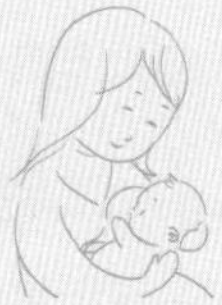

第一部分 认识母乳喂养

第二部分
母乳喂养妈妈篇

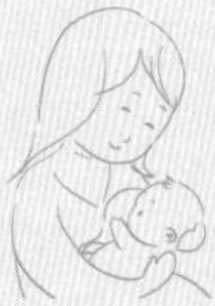

第三部分
母乳喂养宝宝篇

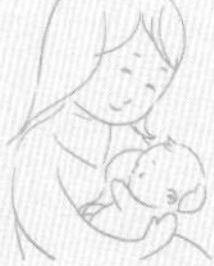

第四部分
母乳喂养中医篇

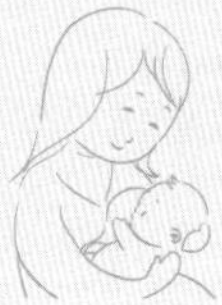

第五部分
了解辅食添加

第六部分
辅食添加的常见误区

第七部分
科学添加辅食这样做

第八部分
辅食添加的常见疑问

第一部分

认识母乳喂养

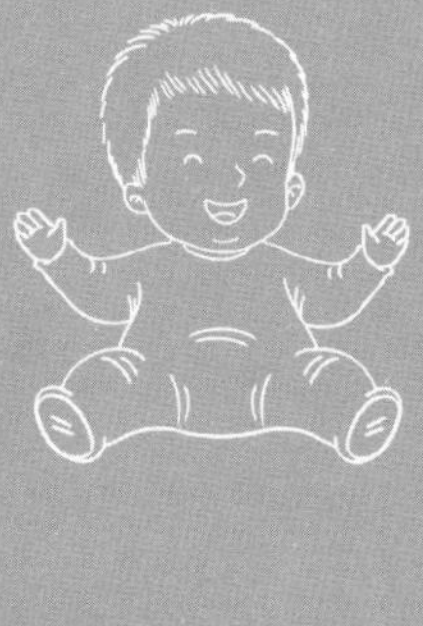

什么是母乳喂养

母乳喂养是指用宝妈的乳汁喂养婴儿的方式。母乳喂养是一个自然行为，需要初为妈妈的宝妈们持续不断地学习喂养的技巧。

与学习其他新生事物一样，母乳喂养的宝妈们要不断学习，并且要有积极的态度，不要轻易放弃。要记住，妈妈的乳汁带给宝宝的好处远远超过其他食物。希望母乳喂养的这段时光会成为妈妈和宝宝之间最美好、最珍贵，也是最难忘的回忆。

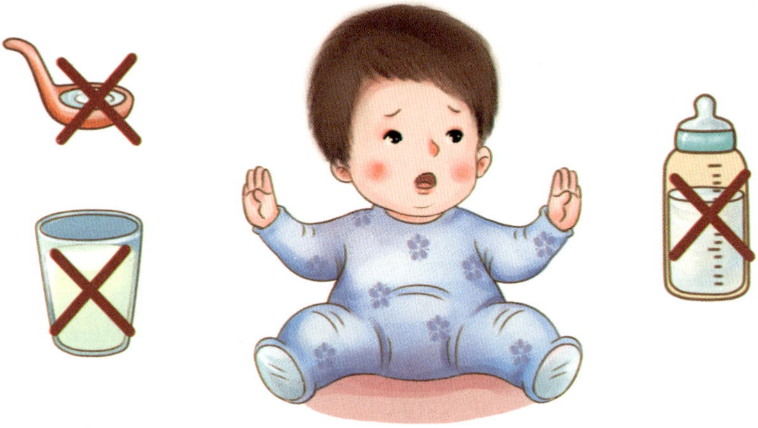

什么是纯母乳喂养

纯母乳喂养是除母乳外，不给婴儿吃其他任何液体或固体食物。包括：用喂杯、喂管或者奶瓶方法喂食妈妈吸出的母乳，或者使用母乳库捐献的母乳进行喂养的方式。

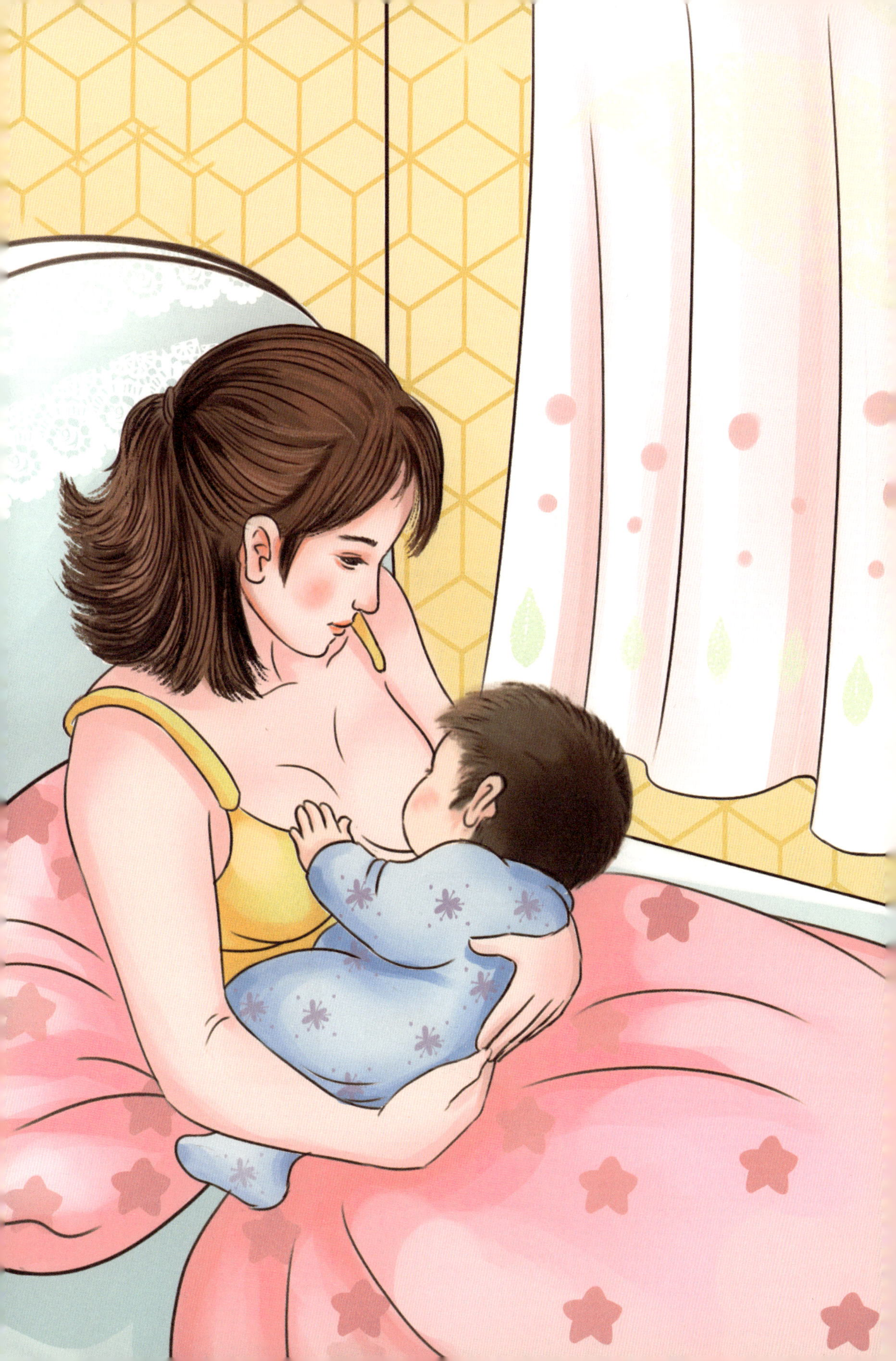

世界卫生组织和国家卫健委推荐纯母乳喂养应该到几个月

纯母乳喂养至少应达到 6 个月。

母乳喂养作为宝宝出生后最理想的喂养方式已经无可争议。纯母乳喂养持续多长时间对宝宝最有益，争论了相当长时间，最终在 2001 年，世界卫生组织经过全面分析及专家讨论后提出：宝宝出生后最初的 6 个月进行纯母乳喂养才能实现其最佳生长和发育。

宝宝开始加辅食以后，母乳喂养应该到几个月

纯母乳喂养 6 个月之后应该合理给宝宝添加辅食，并建议继续母乳喂养至少 24 个月。

母乳喂养无论对宝妈，还是对宝宝都是最好的选择。只要宝妈愿意喂，宝宝愿意吃，母乳喂养的时间可以自己定。

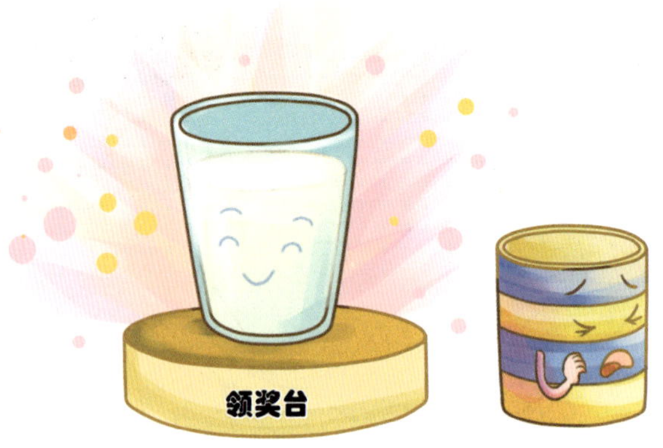

《成功促进母乳喂养的十项措施》
(2018 年更新版)

1. ①完成遵守《国际母乳代用品销售守则》和世界卫生大会相关决议；②制定书面的婴儿喂养政策，并定期与员工及家长沟通；③建立持续的监控和数据管理系统。

2. 确保工作人员有足够的知识、能力和技能以支持母乳喂养这一重要的临床实践。

3. 与孕妇及其家属讨论母乳喂养的重要性和实现方法。

4. 分娩后即刻开始不间断地肌肤接触，帮助妈妈尽快开始母乳喂养。

5. 支持妈妈开始并维持母乳喂养及处理常见的困难。

6. 除非有医学上的指征，否则不要为母乳喂养的新生儿提供母乳以外的任何食物或液体。

7. 让母婴共处，并实践 24 小时母婴同室。

8. 帮助妈妈识别和回应婴儿需要进食的迹象。

9. 告知妈妈使用奶瓶、人工奶嘴和安抚奶嘴的风险。

10. 协调出院，以便父母与其婴儿及时获得持续的支持和照护。

(摘自世界卫生组织网站)

纯母乳对婴儿有哪些益处

母乳里含有婴儿生长发育所需要的全部营养成分；纯母乳喂养的婴儿在成年后患糖尿病、血压高、肥胖病等代谢性疾病的风险会降低；纯母乳喂养的婴儿更聪明，社交能力更强。

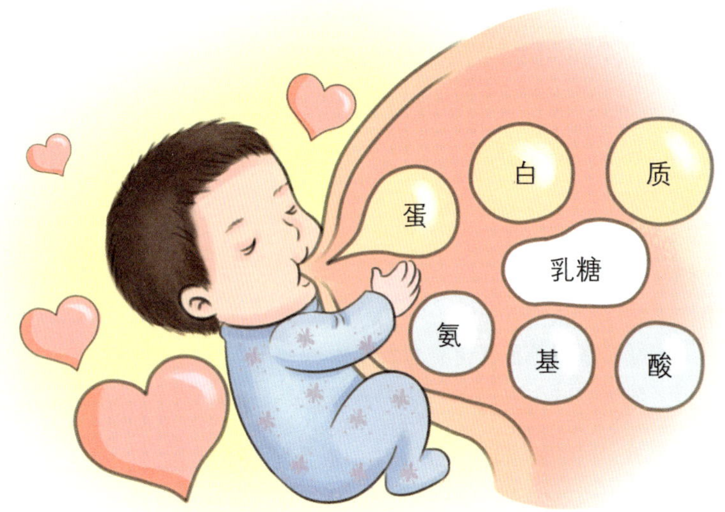

母乳喂养的好处与人工喂养的不足

母乳是一种混合物，含有非常丰富的营养成分。到目前为止，还没有任何一种配方奶可以完全复制母乳中的成分。母乳喂养既是一种喂养行为，也是一种情感交流行为。在母乳喂养过程中，宝妈会和宝宝建立身体和情感上的联系，并从中获得极大的满足感和幸福感，同时也有益于产后身体的康复。

母乳喂养与人工喂养的比较

	母乳喂养的好处	人工喂养的不足
婴儿	母乳有营养、易消化、易吸收；含独有抗体，能预防疾病；促进宝宝心理发育；可以减少宝宝成年后患肥胖、糖尿病、高血压等代谢性疾病的风险	干扰亲子关系；更容易患腹泻、呼吸道、耳部及其他部位的感染；很可能由于奶粉冲调过浓或过稀，导致宝宝肾脏负担加重或是发生营养不良；容易发生过敏，如湿疹及哮喘；可能对动物乳汁不耐受，而发生腹泻、皮疹或其他症状；儿童及成年期的某些慢性疾病（如糖尿病）的患病风险增加；可能因摄食过量而引发肥胖；可能影响智力的良好发育
宝妈	促进子宫收缩，利于体形恢复，减少乳腺癌和卵巢癌发病的风险	未采取母乳喂养的宝妈可能会很快妊娠；没有母乳喂养的宝妈在产后出现贫血的可能增加，且容易发生卵巢癌和乳腺癌
家庭	方便，经济，增进家庭和睦	费用较高
社会	有利于提高全民族身体素质，有助于孩子智力发育、社交能力的发展	孩子是社会的未来和希望，不利于更全面地提高全民族的身体素质

什么是保证母乳喂养成功的“三早”

母婴皮肤早接触、新生儿早吸吮、早开奶就是我们常说的“三早”。

敲黑板

出生后，即使宝宝困倦不醒，也不要影响他（她）和宝妈之间的皮肤接触。

什么是母婴皮肤早接触

新生儿出生后 1 小时之内，宝妈和宝宝进行裸露的胸腹皮肤接触，持续时间不少于 30 分钟。正常生产的新生儿娩出后立即与宝妈进行接触；剖宫产的新生儿与宝妈接触时注意避免触碰宝妈的伤口，或者在手术室进行局部接触，如与宝妈贴贴脸，宝妈抚摸新生儿，待母婴同室后再进行胸腹接触。不限母婴接触的最长时间，鼓励母婴多做皮肤接触。

母婴皮肤早接触有助于保持宝宝的体温，减少宝宝哭闹，增进母子情感，刺激宝妈乳汁分泌。

什么是新生儿早吸吮

世界卫生组织推荐，宝宝在出生后 1 小时内早接触的同时，就应该开始吸吮宝妈的乳头。

宝宝早吸吮可以增进宝妈和宝宝之间的感情，刺激宝妈分泌更多的乳汁，并且能让宝宝尽快学会怎样吃奶。另外，早吸吮还能帮助子宫收缩，减少宝妈产后出血。

什么是早开奶

分娩后，宝妈和宝宝立即进行肌肤接触，让宝宝自主寻找乳头，开始吸吮吞咽，这便是“早开奶”。只有做到早开奶，宝宝才可以早点吃到初乳，更早获得第一次免疫；也能增加肠蠕动，利于胎便排出，减轻新生儿黄疸。

敲黑板

第 1 次开奶最好是在分娩后 1 小时内，且持续时间不少于 30 分钟。这样产后第 4 天乳汁的分泌量会增加 45%，更易实现纯母乳喂养。

什么是母婴同室

母婴同室是宝妈和宝宝每天 24 小时待在一起，分离时间不超过 1 小时。

母婴同室既可以保证宝妈按需哺乳，也可促进母婴之间的感情，还可以让宝妈更好地掌握母乳喂养技巧和新生儿护理知识，减少宝宝交叉感染的机会。

敲黑板

坐月子期间，宝妈不能只负责吃、喝、躺！

鼓励宝妈在生产后的第 1 个月与宝宝“密不可分”地待在一起，最好是保持皮肤的贴身接触。这样不仅会促进宝宝的发育，还可以有效调节宝妈的激素水平，能够促进泌乳。

什么是按需哺乳

按需哺乳就是只要宝妈感到乳房胀满或者宝宝有需求的表现时都可以进行哺乳，哺乳的持续时间和间隔时间没有严格规定。夜间宝妈催乳素分泌多，更容易下奶，所以如果宝宝需要，夜间也要喂宝宝。

按需哺乳可以更好地满足宝宝生长发育的需要，也能满足宝宝的心理需求，还能更好地刺激宝妈泌乳，有效预防乳房肿胀，使母乳中的脂肪含量及热量更高。

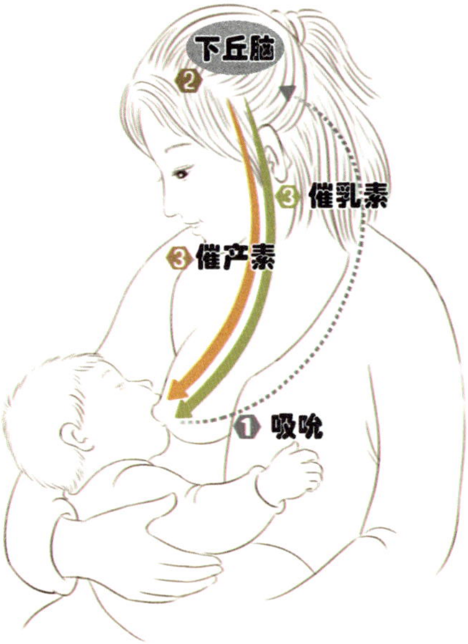

认识误区：每隔 2 小时哺乳 1 次，宝宝睡着后，也要唤醒喂奶

不需要！定时喂养容易让宝妈产生焦虑心理。另外，在宝宝熟睡的时候将其唤醒喂奶，不仅会影响宝宝的生长发育，还会让宝宝烦躁不安。因此，在宝宝还没有形成特定的吃奶规律前，尽量采取按需喂养。

什么是初乳

宝妈产后 7 天内分泌的乳汁是初乳。初乳的乳汁稠，量少，色黄，含有白细胞及免疫物质，是宝宝出生后获得的第 1 次免疫。

初乳对婴儿的重要性有哪些

初乳含有丰富的抗体，是婴儿的第 1 剂疫苗，也是宝宝出生后首选的，能防止感染及过敏；含有许多白细胞，可帮助婴儿抵抗细菌和病毒的感染；初乳中的泻剂（前列腺素）能促进胎粪排出，有助于减轻新生儿黄疸；生长因子能帮助肠道成熟，防止过敏及乳汁不耐受；丰富的维生素 A 可以减轻感染的严重性，预防眼病。

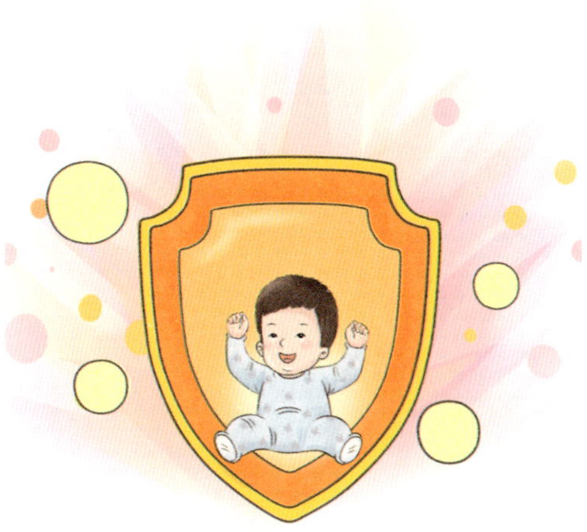

认识误区：初乳又稀又少，孩子会吃不饱

并非如此！初乳可以说是宝宝最早获得的口服免疫抗体，比黄金还珍贵。其实婴儿出生第 1 天的胃容量只有 5 毫升，大约为 1 粒葡萄大小，而初乳的量正好是宝宝最初几顿的需求量，所以不用担心宝宝吃不饱。也正因为宝宝胃容量很小，所以初始阶段需要频繁哺乳。

什么是前奶，成分有哪些

前奶是指宝宝接触妈妈后，刚开始这几分钟之内吃到的奶。前奶的颜色比较清亮，含有 70%~80% 的水，还含有蛋白质、乳糖、维生素、无机盐和水分，外观看起来较稀一些。

认识误区：前奶不好，要挤掉

这种认识是错误的。前奶中含有丰富的蛋白质、乳糖、维生素、矿物质和水，虽然看着稀一些，但也是有营养的，而且前奶到后奶是一个连续的过程，不能准确区分，所以建议前奶后奶一起吃，这样会更加有利于宝宝健康成长。

什么是后奶，成分有哪些

后奶是指等宝宝吃 10 多分钟后产生的奶。后奶除了含有前奶的所有成分外，脂肪含量更高，提供的能量多，水分少一些，外观也较浓稠，呈白色。一般宝宝只有吃了足够的后奶，才不会有饥饿感。

认识误区：宝妈乳汁太稀，没有营养，需要给宝宝添加奶粉

宝妈乳汁外观较稀，可能有两种原因：一是因为没有看到后奶。前奶虽然比后奶稀，但其营养价值丰富，不能只凭颜色论英雄哦！二是因为后奶也比较稀。宝妈可以尝试通过补充肉、蛋、奶增加乳汁中蛋白质和脂肪的含量，而不是简单地直接用奶粉代替部分母乳。因为宝宝吃奶粉的量多了以后，也会导致宝妈泌乳减少，形成恶性循环。

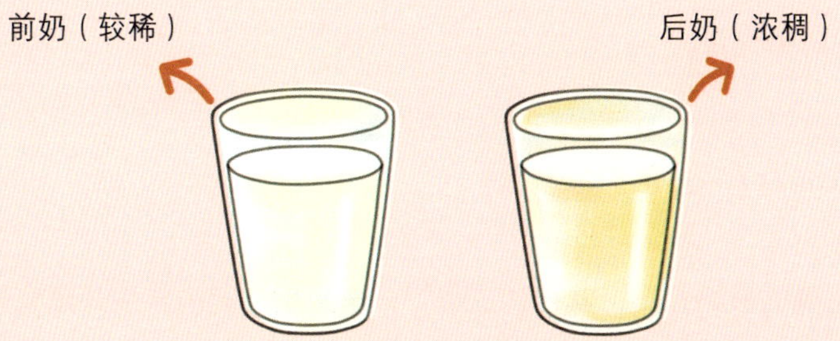

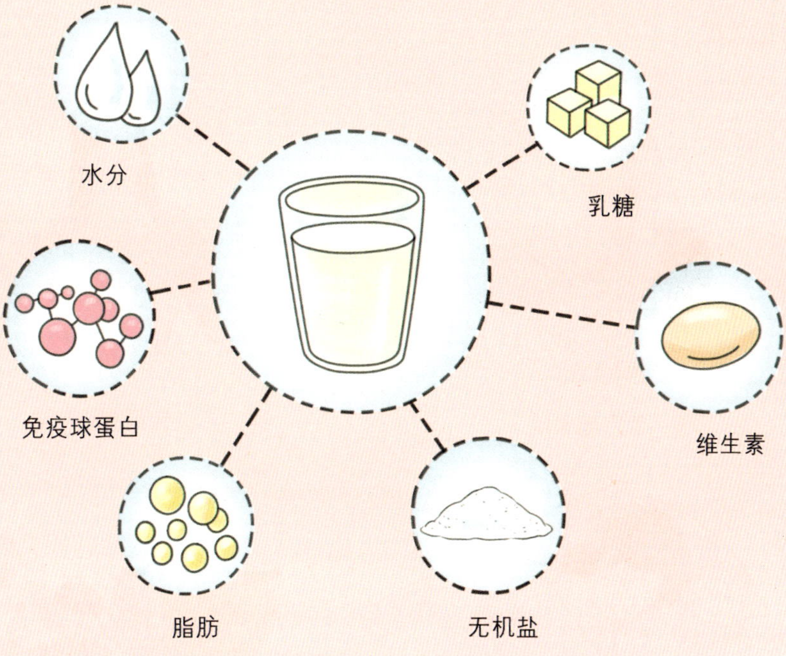

后奶脂肪含量多于前奶

婴儿如何吃奶才能营养全面

婴儿要想得到全面的营养，就要先吃空一侧乳房，再吃另一侧。这样能保证婴儿前后奶都吃到。

如何保证产妇有充足的乳汁

掌握正确的喂奶技巧，实行“三早”，出生后几天内新生儿频繁有效地吸吮宝妈乳房，不给新生儿吃母乳以外的任何食物及饮料，实行 24 小时母婴同室，不使用奶瓶。有充足的休息、合理的饮食和舒畅的心情，是保障宝妈有充足乳汁的关键。

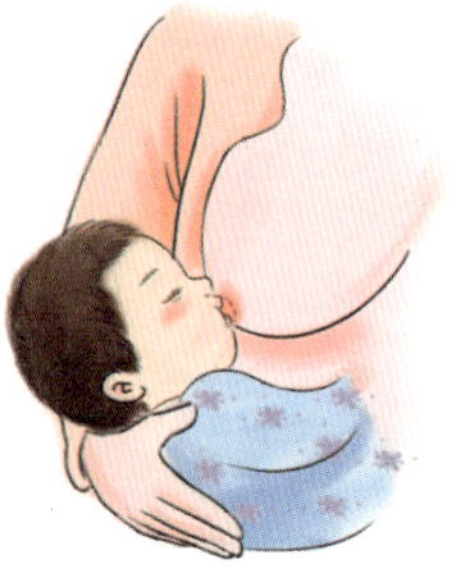

宝宝勤吸吮

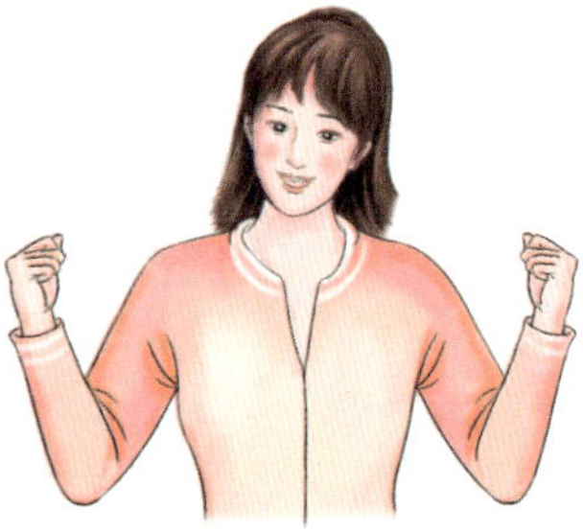

宝妈有信心

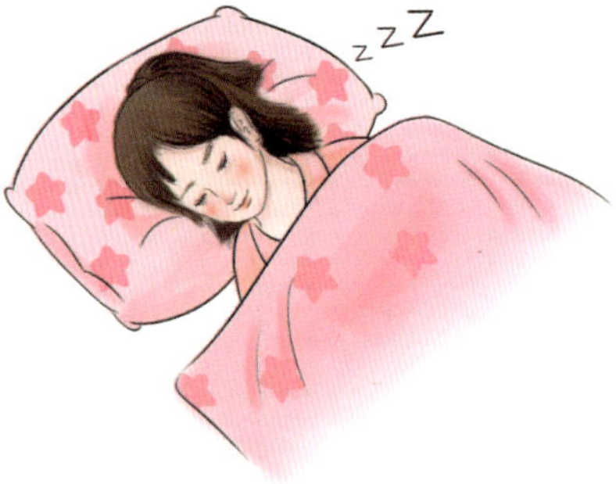

宝妈多休息

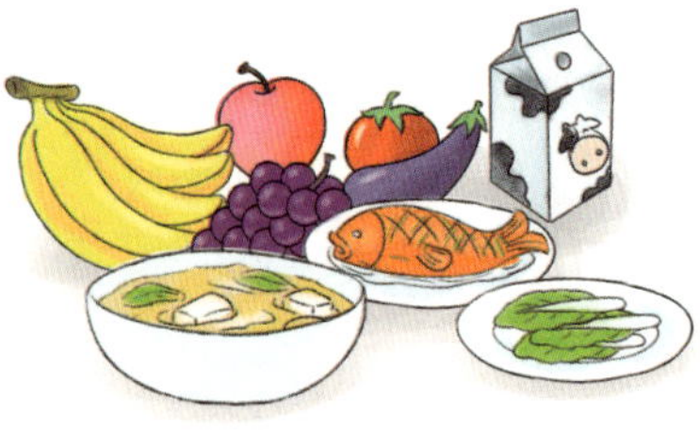

营养要均衡

什么是混合喂养

用母乳和配方奶联合喂养婴儿的方式称为混合喂养。

混合喂养有什么不足

产后最初 1~2 周应避免添加不必要的配方奶，以免影响婴儿肠道通透性和正常菌群建立；添加配方奶容易抑制产妇泌乳，让宝宝产生乳头错觉。所以产后应该严格掌握混合喂养的适应证，避免随意添加配方奶。

一旦开始用奶粉喂养宝宝，还能实现纯母乳喂养吗

只要宝妈有信心，逐渐减少奶粉用量，是可以实现纯母乳喂养的。

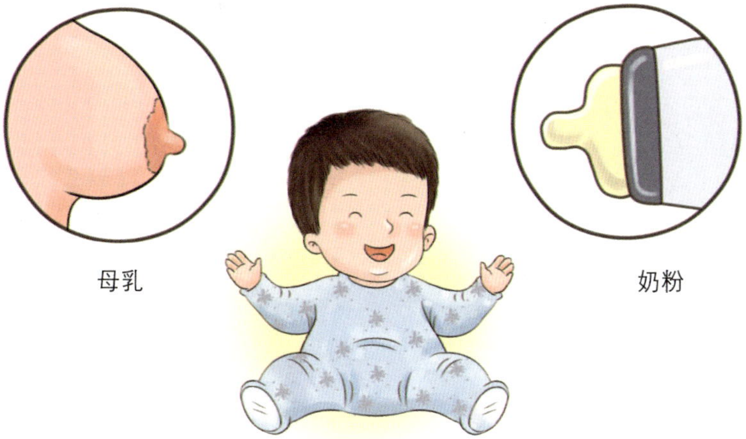

母乳喂养有助于产后瘦身

现代女性生育后，大多都急切地希望能恢复昔日苗条的身材，有不少新手宝妈为此拒绝给婴儿哺乳，担心出现乳房下垂、身材走样等问题。

其实，产妇大量补充营养才是造成身材走形的主因。正所谓“一个人吃两个人分量”，若能坚持母乳喂养，方可把多余的营养提供给婴儿，保持供需平衡。而且婴儿的吸吮过程会反射性地促进宝妈催产素的分泌，促进宝妈子宫收缩，能使产后子宫早日恢复，有利于消耗孕期体内堆积的脂肪。

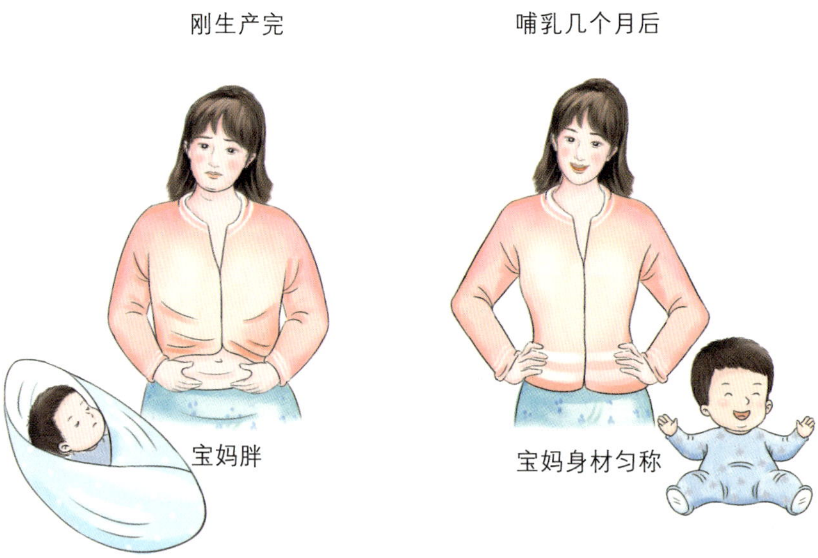

早吸吮对宝妈和宝宝都至关重要

宝宝在出生后 20 ~ 30 分钟之间的吸吮反射最为强烈，所以最好在出生后的第 1 个小时就开始吸吮。有不少宝妈奶水不足的其中一个原因是对乳房的刺激不足。生产后头一两天，宝宝的吸吮，除了能让婴儿适应吸吮乳头的感觉，养成良好的吸吮习惯，也能刺激母乳分泌，保证哺乳期乳汁的足量供应。

特别提示：无论是顺产或剖宫产，宝妈只要掌握正确的抱婴、哺乳姿势，是不用担心扯动伤口的。

乳房小≠奶水少

乳房大小主要是由皮下脂肪决定的，乳房越大，只能说明皮下脂肪越多。奶水的多少和妈妈泌乳能力的大小有关系。一般情况下，分娩完的宝妈，只要身体健康，各方面情况正常，就会分泌乳汁。随着宝宝慢慢长大，宝妈的泌乳量也会不断增加，以便适应各自宝宝的需求。因此，即使是乳房较小的宝妈，也不用担心自己奶水不够。

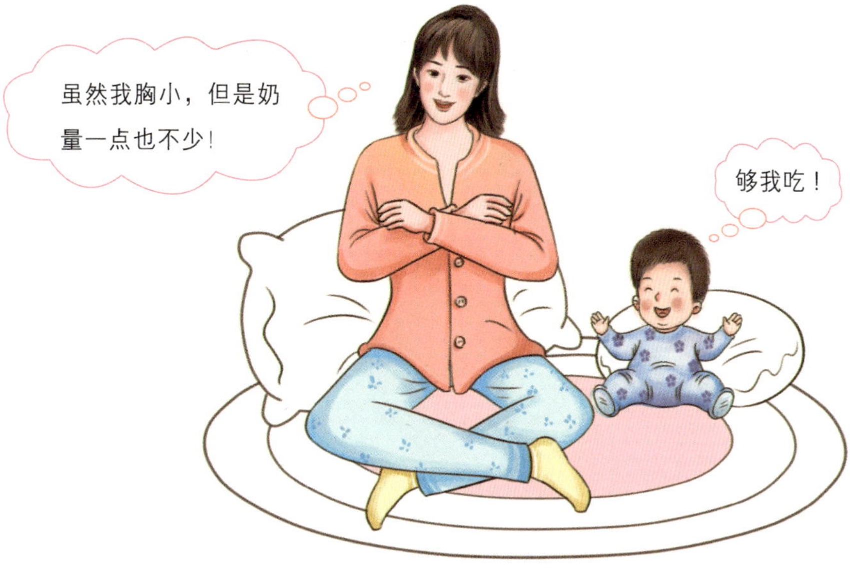

喂奶 6 个月后，奶水质量就变差了，能否继续给宝宝喂奶

待宝宝长到 6 个月大的时候，母乳无法完全满足宝宝的营养需求，所以需要添加辅食，也可以在医生指导下补充相应的营养素。但这并不说明母乳质量下降了，因为无论什么时候，母乳都是最适合宝宝的食物，任何配方奶粉都只能是接近母乳，却不能代替母乳。

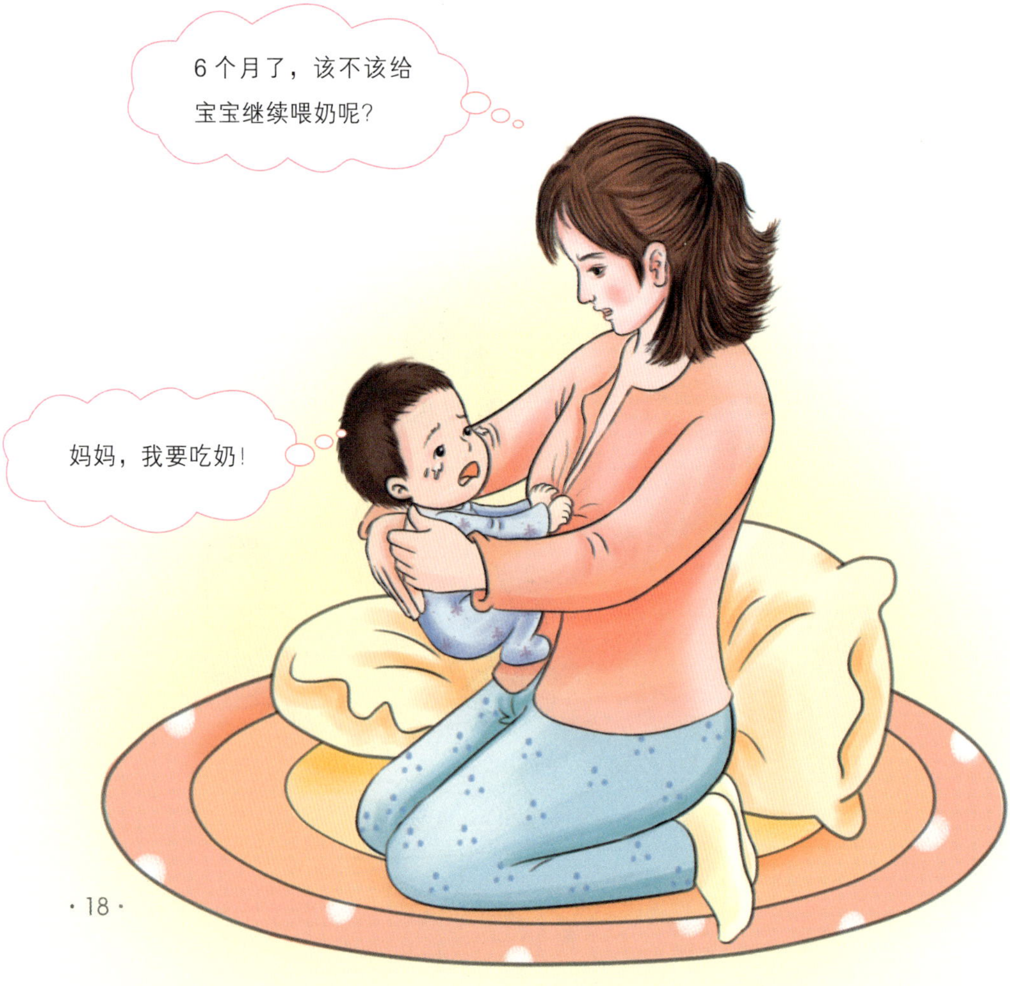

宝妈生气后产生的奶是毒奶吗

生气是哺乳期妈妈常常会出现的一种情绪，哺乳期的宝妈还会烦躁、忧愁，但情绪波动不会影响乳汁的质量，是可以继续哺乳的。

情绪波动会影响宝妈的下丘脑垂体激素分泌，抑制催乳素的分泌，要减少乳汁分泌量。所以为了保证宝妈乳汁分泌量，建议哺乳期的宝妈每天都保持好心情。

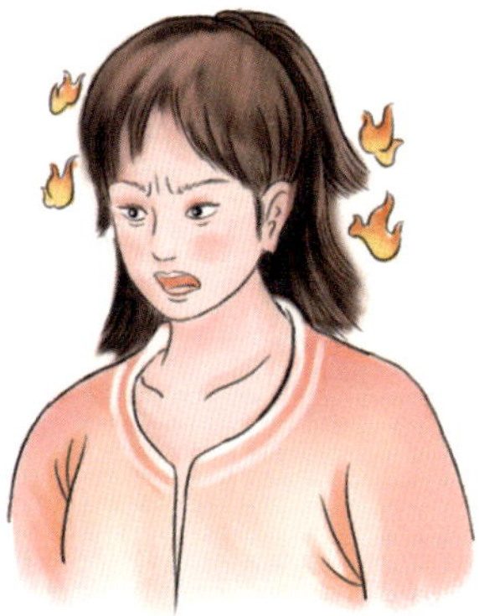

生气

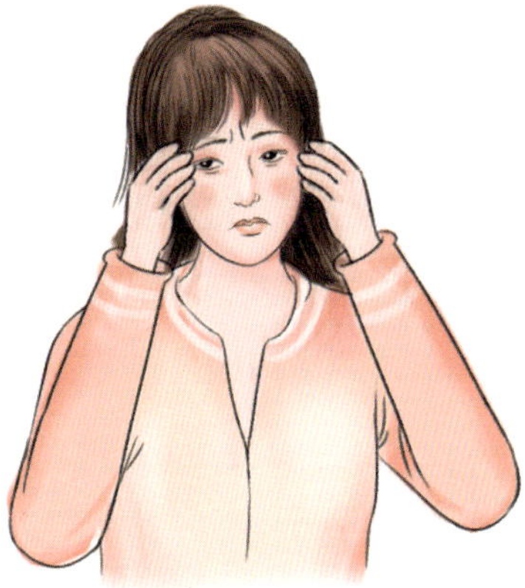

忧愁

哪些宝妈不适合母乳喂养

（1）宝妈患有严重的传染病，如肝炎、艾滋病等，不适宜母乳喂养。

（2）宝妈若长期服用安乃近、氯霉素等药物，不适合母乳喂养。

（3）宝妈患有消耗性疾病，如心脏病、肿瘤，若进行母乳喂养，会加重宝妈各脏器负担，导致病情恶化。可根据医生的诊断决定是否母乳喂养。

（4）宝妈患有严重乳头皲裂和乳腺炎等疾病，应暂停母乳喂养。

（5）高血压宝妈不适合母乳喂养。因为常见的抗高血压药物，如氢氯噻嗪、美托洛尔这类降压药会通过乳汁影响宝宝的健康。

敲黑板

甲亢、甲减、感冒、拉肚子的宝妈在医生指导下服药，都可以继续母乳喂养。有过敏史的宝妈也可以母乳喂养。

哪些宝宝不适合纯母乳喂养

（1）早产儿、低体重儿应根据实际情况进行混合喂养。

（2）宝宝患有半乳糖血症等遗传代谢性疾病，需使用专用奶粉喂养。

（3）若宝宝有兔唇或其他口腔急性病，无法直接吸吮宝妈乳汁，可以用专用奶嘴或调羹解决。

（4）患有苯丙酮尿症的宝宝不适合母乳喂养。

敲黑板

牛奶过敏的宝宝可以继续母乳喂养，但宝妈在饮食上需要回避牛奶制品。

第二部分

母乳喂养妈妈篇

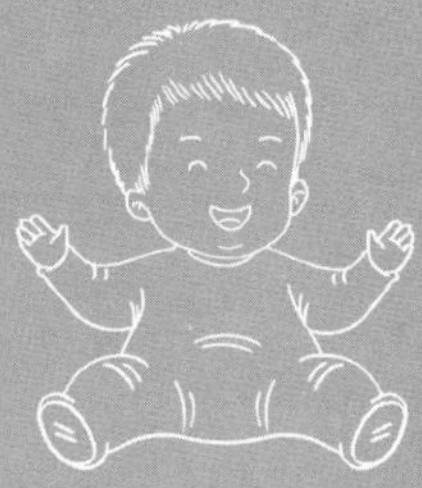

孕期宝妈应该为母乳喂养做哪些准备

母乳喂养对于大多数宝妈来说都是一个自然的过程，但还是需要做一些心理和生活上的准备。孕晚期可以参加孕妇学校，开设一些有关母乳喂养的课程，学习掌握母乳喂养的正确姿势方法，做好孕期营养管理，佩戴合适尺寸的文胸等，帮助宝妈们建立母乳喂养的信心，确保母乳喂养顺利进行。

最好在喂养之前与专业的医护人员进行一次沟通，了解自己乳房的情况，让医生给出专业的建议，提高母乳喂养的成功率。

敲黑板

孕期妈妈一般应该在怀孕 6~9 个月时去医院进行一次专业的检查和问询。应该告知的乳房问题包括：乳房活检、隆胸手术、缩胸手术、乳房皮疹、乳房有过肿块或感染等。自身身体问题包括：HIV 感染、乳腺病变、糖尿病、甲亢、抑郁症等。

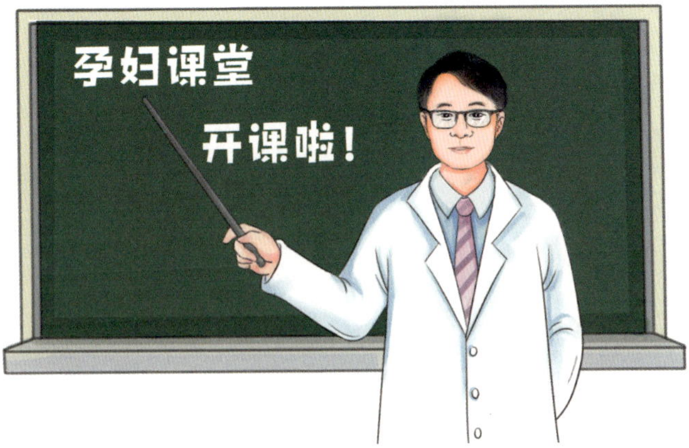

孕期乳房会有什么样的变化

从怀孕2个月开始，激素作用会使乳腺开始发育，乳房体积会不断增大，乳头会变黑、变大、变硬，乳晕颜色变深。乳腺变化会持续整个怀孕过程，在怀孕期间会进行二次发育。怀孕后期由于催乳素分泌及雌激素、孕激素作用，乳腺会逐渐变大、坚硬，有的孕妇会有少许乳汁分泌。生产后的2~3天开始，乳房进一步增大，并富有了张力。

在怀孕期间避免过度紧张，注意护理乳房，选择适合孕妇的文胸，避免因过度紧勒胸部而导致孕妇憋气、心悸，甚至晕厥。

哺乳期的乳房脂肪逐渐减少，乳腺虽然依然在工作，但脂肪的减少会增加胸部下垂的风险。

孕期发现乳头内陷该怎么办

女性乳头不凸出于乳晕平面，甚至凹陷于乳晕平面下方，使得乳头周围呈火山口状时，就是乳头内陷。这是一种较为常见的女性乳房畸形，在人群中占40%左右。

由于孕期乳头一般比较敏感，过多刺激会诱发生理性宫缩，增加早产和流产的风险，所以不建议在孕期纠正乳头内陷（含乳头牵拉）。宝妈们可以在怀孕期间多学习与母乳喂养相关的知识和方法，这样会有利于产后采取合适的哺乳姿势，让宝宝可以正确、有效地吸吮乳汁。

孕期发现乳头扁平可以用乳头矫正器吗

可以使用乳头矫正器，建议在孕晚期（36周后，最好到38周后）使用。因为孕期刺激乳头可能导致宫缩，所以如果感觉有宫缩应立即停止使用。

如何正确开启母乳喂养模式

宝宝出生后应该立刻让宝宝贴近宝妈的胸部或腹部，并且在 1 小时内开始哺乳。如果没有特殊医学原因，不给宝宝喂任何配方奶粉或水。不让宝宝使用安抚奶嘴。如果宝宝有吸吮意愿，宝妈可以试着哺乳；如果宝宝有频繁舔嘴唇、吸吮、焦躁的表现，应该马上哺乳。哺乳时，应该让宝宝每次吃不同的乳房，以便在促进乳房排空的情况下，提高宝妈的泌乳量。

哺乳的时候，宝妈要穿宽松的衣服，最好佩戴合适的哺乳内衣（可使用防溢乳垫）。在开始喂奶前，要洗净双手，最好喝一杯温开水，并用双手按摩乳房，使得乳腺充分扩张。宝妈哺乳时，可以准备一个颈枕，以便脖子酸困时使用；还可以准备一条干净的毛巾，以便宝宝呛奶时使用。

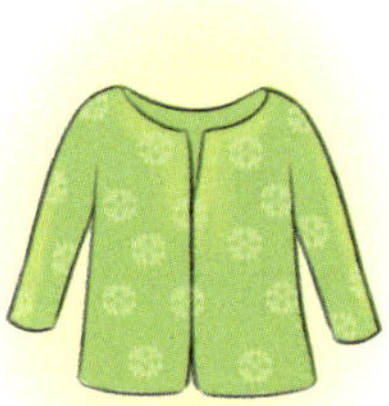

宽松衣服

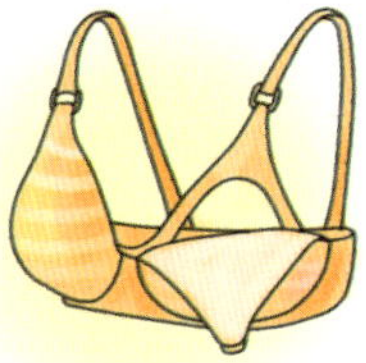

哺乳内衣

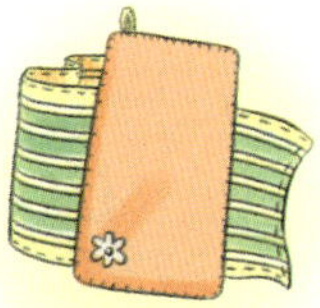

干净毛巾

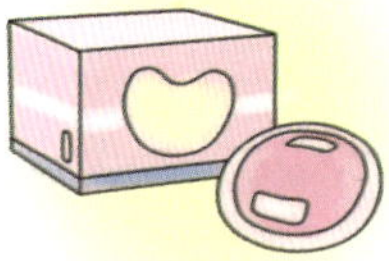

防溢乳垫

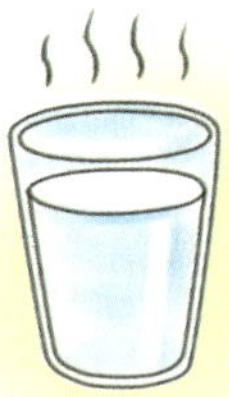

温开水

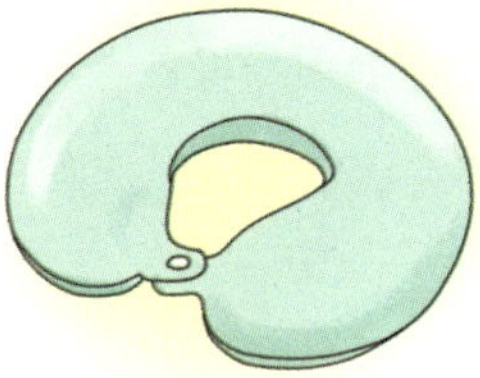

颈枕

正确的哺乳姿势是什么

哺乳姿势并没有绝对的对或者错，每个宝妈和宝宝都可以找到适合自己的姿势。下面是权威机构推荐的 4 种姿势，供每个宝妈参考。

◎摇篮式（横抱式）

大多数宝妈喜欢和常用的方式。将宝宝的头放在喂奶乳房同侧的臂弯上，前臂托住宝宝的身体，让宝宝平躺在宝妈大腿上，侧身朝向宝妈，宝宝的小臂搂着宝妈的腰或者放在妈妈身侧，上唇正对着乳头。

◎橄榄球式（环抱式）

适用于双胞胎、宝宝含乳较困难、乳腺管阻塞或剖宫产宝妈。用和喂奶乳房同侧的手臂夹抱着宝宝，就像抱橄榄球那样，前臂托着宝宝的身体，手托着宝宝的头部及肩。

◎交叉式

适用于新生儿、早产儿、生病或非常小的宝宝，方便宝妈观察含乳情况及调整宝宝姿势。用喂奶乳房对侧手臂抱宝宝，前臂承托宝宝背部，宝妈手的大拇指和四指分开在宝宝耳朵或更低一点水平托起他（她）的头肩，肘部夹住宝宝臀部，并向宝妈的身体靠拢。

◎侧卧式

适用于剖宫产早期或者正在休息的宝妈哺乳。帮助宝妈采取舒适放松的体位侧躺，头枕在枕头边缘，手臂放在上方的枕头旁；宝宝侧卧时头部能够自由活动。为了让宝宝更贴近宝妈，可以在宝宝背后放个毯子或者枕头作为支撑。

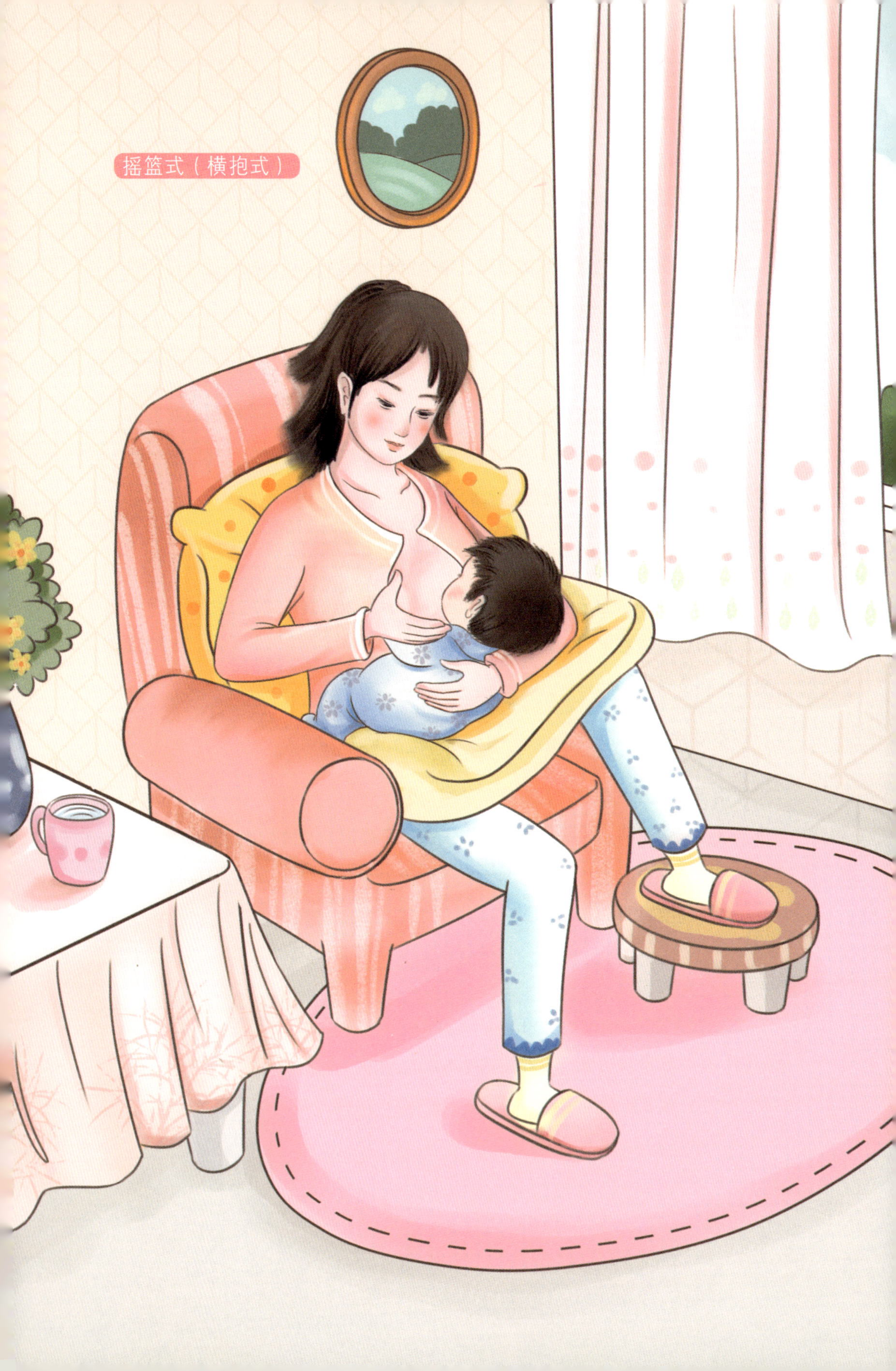

摇篮式（横抱式）

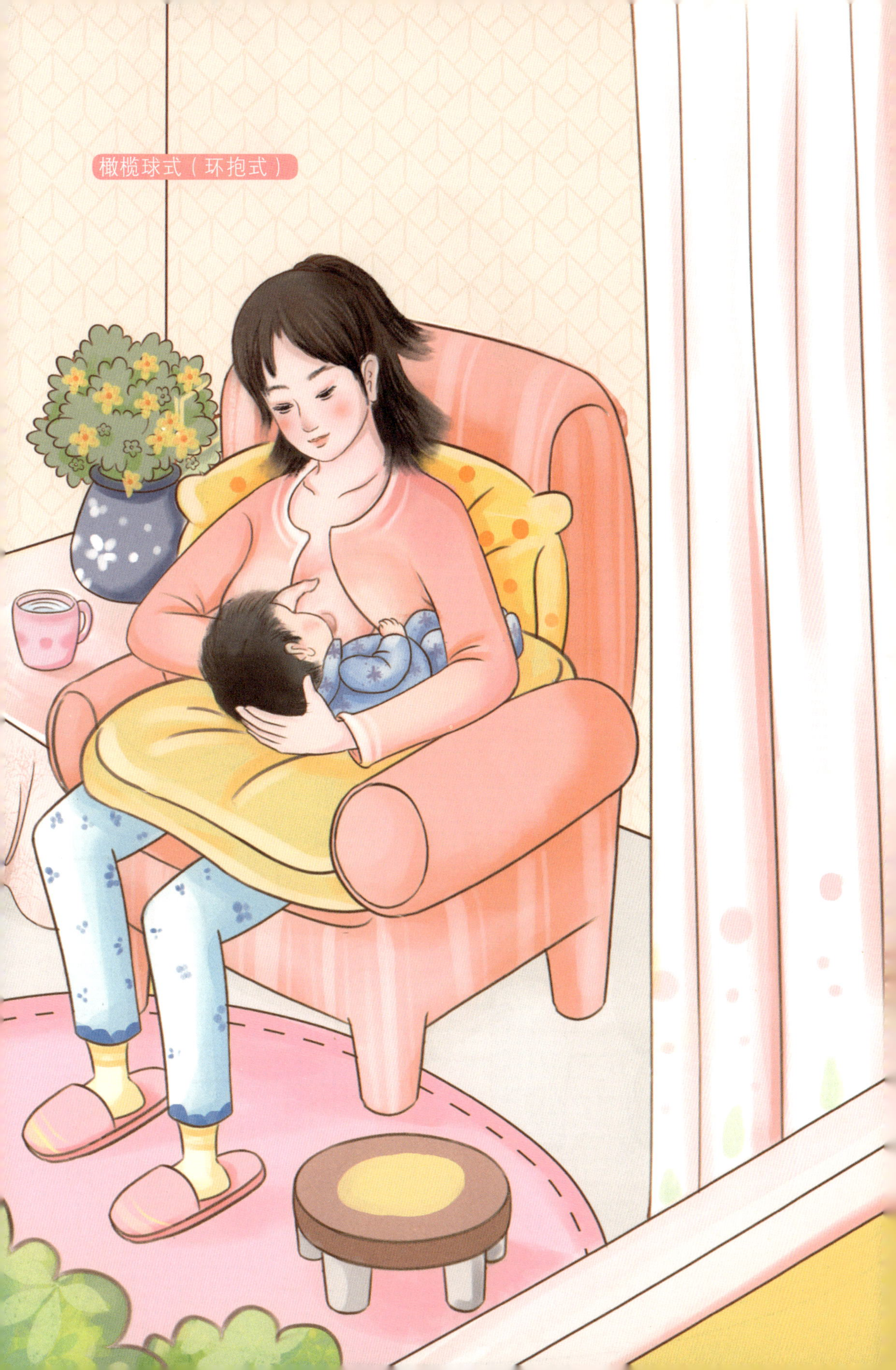
橄榄球式（环抱式）

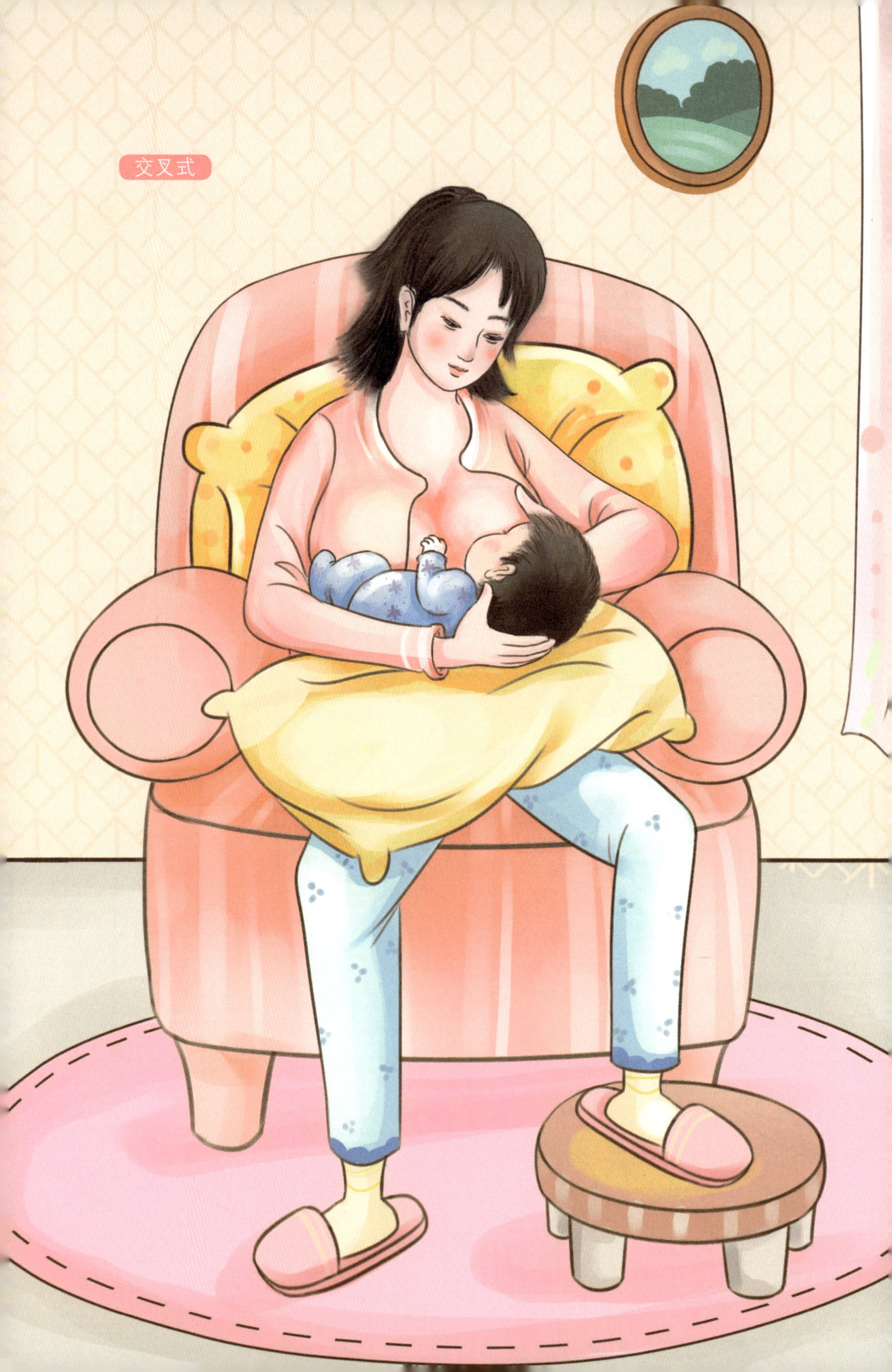
交叉式

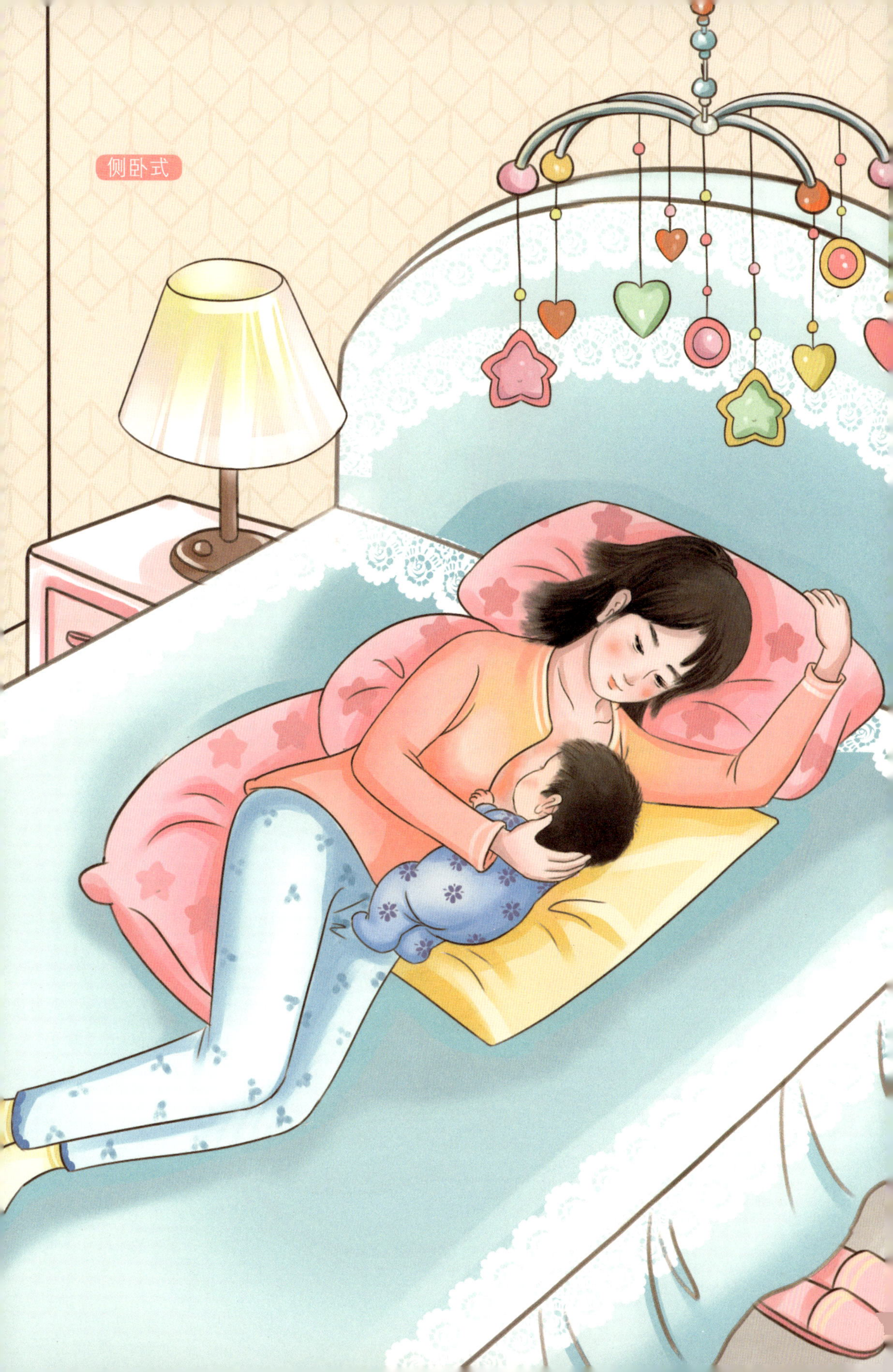
侧卧式

正确的哺乳姿势有哪些要点

（1）宝宝的耳－肩－臀在一条直线上。

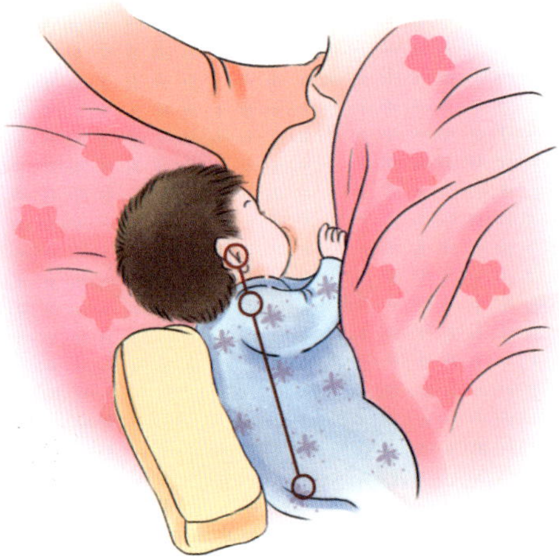

（2）宝宝面对乳房吃奶，最好是腹贴腹。

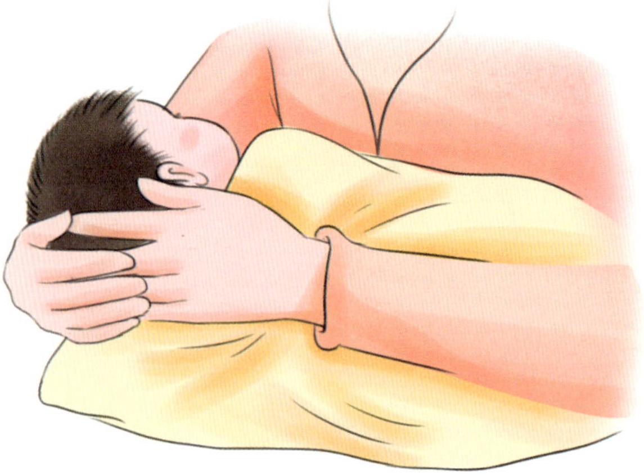

（3）宝宝嘴巴张大，鼻尖对着宝妈的乳头，从下往上主动微仰头含住乳房，下巴贴着宝妈乳房，上下嘴唇外翻。这样鼻子与乳房之前就存在空隙，可以避免乳房堵住宝宝鼻子。

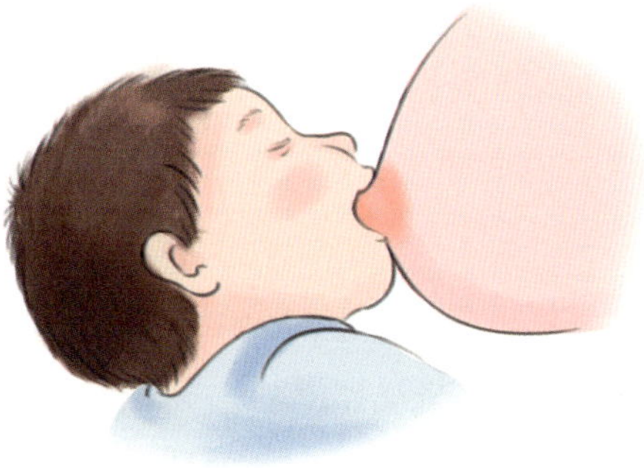

（4）托住宝宝的头部、肩部和臀部，宝妈的背部、腰部和手臂也应该得到相应的支撑。

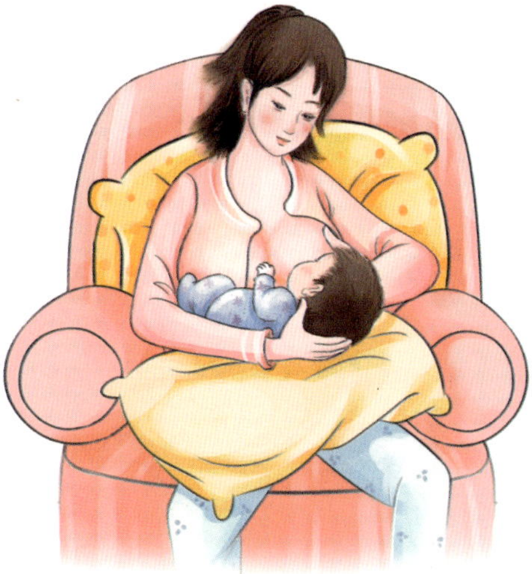

宝妈喂奶时如何正确托起乳房

在哺乳的时候，尤其是在早期哺乳的时候，托起乳房的姿势很重要。因为宝妈正确托起乳房，可以确保宝宝顺利衔乳。随着乳汁分泌量增多，宝妈乳房的大小和重量也在逐渐发生着变化，这时托起乳房就更加重要了。

宝妈的手呈“C”字形托起乳房，方法为：

（1）食指支撑着乳房基底部，手靠在乳房下的胸壁上，大拇指放在乳房的上方。

（2）两个手指可以轻压乳房以改善乳房形态，便于宝宝容易含接。

（3）托乳房的手不要太靠近乳头处。

若宝妈乳房大而下垂，用手托住乳房可帮助乳汁流出；若宝妈乳房较小且高，喂奶时不用一直托着乳房。

敲黑板

常见的几种错误的喂奶姿势

（1）拇指和食指呈“剪刀”式夹紧乳头或者乳晕，那样会影响宝宝的含接及有效吸吮。但当乳汁流出过快时，可用此方法减慢乳汁流出，以免宝宝呛奶。

（2）哺乳时，用手指将宝宝鼻子处的乳房往后压，容易导致乳腺管阻塞。

（3）尽量让宝宝的嘴来找宝妈的乳房，而不是宝妈托住乳房去靠近宝宝的嘴。

（4）手指靠乳晕太近或者捏住乳头往婴儿口中放，会影响婴儿含接。

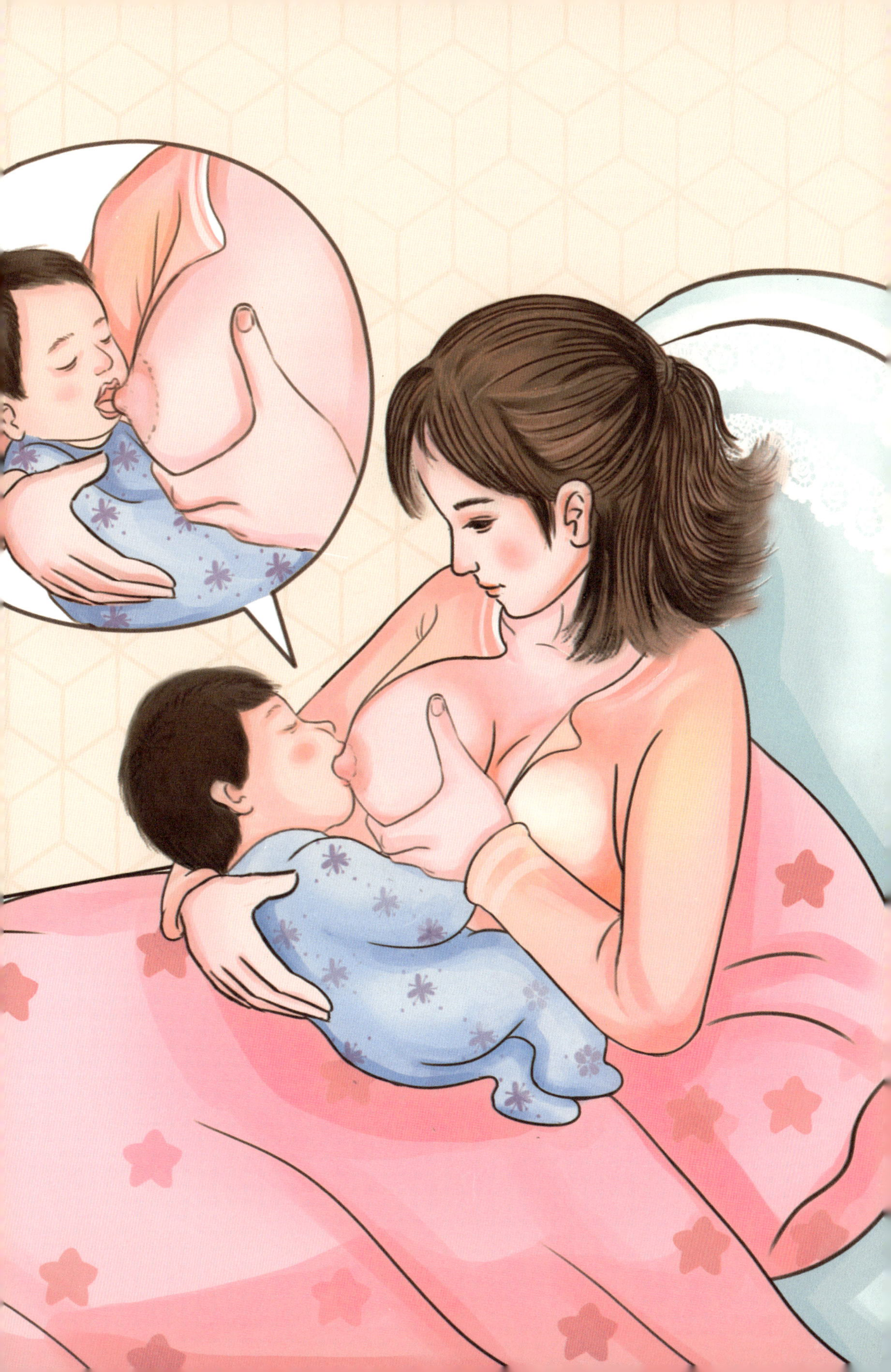

如何识别宝宝饿了，该哺乳了

（1）宝宝刚开始饥饿时，并不会大哭，而是会先有一些“小动作”，如身体扭动不安，肢体动作幅度越来越大，开始踢腿，逐渐开始烦躁不安，最后才会放声大哭，哭声往往比较响亮。尽量不要等到宝宝饿极了再哺乳。

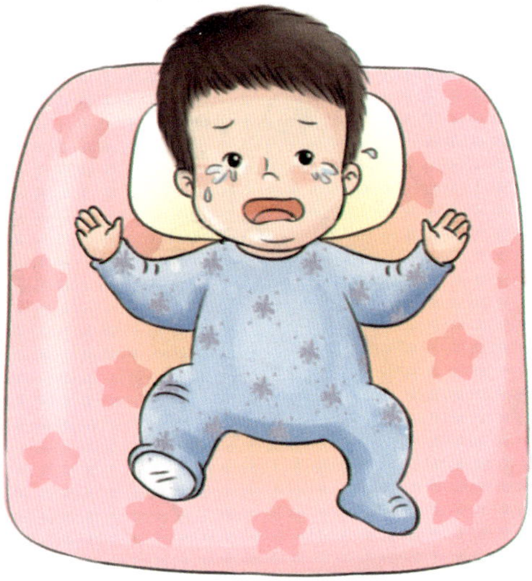

（2）宝宝出现觅食反射，嘴巴有四处寻找乳头的表现。

（3）排除该换纸尿裤、需要安抚等其他原因。

（4）每个宝宝都有自己的吃奶规律，宝妈可以总结一下大致的吃奶时间间隔，比如宝宝正常是 3 小时吃一次奶，这次哭闹距离上次吃奶还不到 1 小时，说明宝宝并不是饿了。

（5）宝妈感到乳房胀满。

多久该给宝宝喂一次奶

0~24 月龄宝宝标准奶量表

月龄	每次奶量	喂养频率	次数及奶量	注意事项
15 天内	1~3 天：5~15 毫升 4~7 天：25~50 毫升 7~15 天：60~90 毫升	1~3 小时一次	8~12 次，按需喂养	若 3 小时未醒可叫醒吃奶
15~30 天	60~120 毫升	3~4 小时一次	8~10 次，500~600 毫升	母乳宝宝吃奶次数多，频率高
1~2 月龄	120~150 毫升	3.5~4 小时一次	6~7 次，600~700 毫升	可以开始养成规律的喂养时间
2~4 月龄	150~180 毫升	4~5 小时一次	5~6 次，700~900 毫升	宝宝自己会调节奶量
4~6 月龄	180~240 毫升	4~5 小时一次	4~6 次，800~1000 毫升	24 小时内不超过 1000 毫升
6~8 月龄	200~240 毫升	4~6 小时一次	3~5 次，600 毫升	每日添加 1~2 次辅食
8~12 月龄	200~240 毫升	6 小时一次	3~5 次，600 毫升	每天奶量不少于 600 毫升
12~24 月龄	170~240 毫升	早上睡醒、午休前、晚睡前各一次	3 次，500 毫升	每日添加 3 次辅食

对于母乳不足的宝宝，满 6 月龄后需要将配方奶作为母乳的补充。

如何判断宝宝吃饱了没有

“每次就只吃几口奶，会不会饿呢？”“宝宝不会说话，也不知道他（她）吃饱了没有。”“宝宝又哭了，是不是没有吃饱？”……几乎所有的宝妈都会担心自己的宝宝是否摄入了足够的母乳。虽然不能精准地估计宝宝摄入的母乳量，但可以通过下面一些方法和宝宝的表现来判断宝宝是否已经吃饱。

◎注意宝妈乳房的感觉

喂奶结束后，宝妈可以明显感觉到至少有一侧乳房已经排空。若哺乳过程中乳房一直充盈饱满，说明宝宝吸吮无效。

◎观察宝宝的吸吮动作和满意程度

观察宝宝吃奶时是否有“咕嘟咕嘟”的吞咽声，吃完后，宝宝会自觉吐出乳头，表情满足，不哭不闹，精神状态很好。

◎观察宝宝排尿的次数和颜色

出生第 4 天之后，宝宝每天有 6~8 次小便，使用 4~6 片尿不湿或 6~8 片尿布。尿液颜色清亮或呈淡黄色，若水分摄入不足时，尿液颜色会呈深黄色。

◎观察宝宝排便的颜色

宝宝刚出生时是青黑色或墨绿色便，再逐渐变为褐色便。出生 4 天后，正常为黄色大便。有的宝宝在生后 1 个月左右大便次数会减少，甚至几天才大便一次，但是每次量很多，这可能也是正常的。

◎看体重变化

一般情况下，宝宝刚出生的那几天，因为排出了大量多余的体液，体重会比刚出生时少 5%~7%，如果体重减少超过 7%，最好去医院就诊。出生后 10 天左右，体重会恢复到出生时的体重。宝宝出生 10 天后，如果每周体重增加 125~150 克或一个月增加 700~800 克，出生后的第 2~6 个月，每个月体重平均增加 1 千克左右，说明妈妈泌乳充足，宝宝吃饱了。

◎观察宝宝睡眠

吃饱的宝宝看上去满足且有睡意，一般情况下，睡眠时间也比较长，能睡 1~2 小时以上。

敲黑板

不能用新生儿大便的次数来判断宝宝是否吃饱了！

因为宝宝大便的量个体差异很大，有的宝宝每次吃奶都会排出一点大便，是正常的口肠反射；也有的宝宝两三天才大便一次，一次拉很多，也属于正常情况。所以，判断宝宝是否吃饱不应该只看大便次数。

如果宝妈在宝宝停止吸吮但未离开乳房前，将乳头从宝宝口中拔出或换另一侧乳房哺乳，均可能导致宝宝不能摄入充足的后奶而频繁饥饿。

给宝宝称重时要注意：固定使用同一个秤，且精准到 5 克以内。

让宝宝处于同样的状态称重，如早上刚醒、喂奶前、脱掉纸尿裤和衣服后。

宝妈乳头内陷该怎样哺乳

有些宝妈乳头内陷，不知能否成功进行喂养，可在分娩前先测试一下乳头的内陷程度：如果用两个手指在乳晕上稍微挤一下，乳头就可以凸出来，说明还不算乳头内陷，可以进行母乳喂养；如果用手挤的时候，乳头的内陷程度会加重，就需要采取一些措施来完成母乳喂养。

（1）宝妈可以在临近分娩或产后，每天牵拉乳头 3~5 次，每次持续 30 分钟左右，双侧乳头交替进行。还可以用吸奶器将乳头吸出，再喂养宝宝。

（2）宝妈可以佩戴一种特殊的胸罩，它像塑料贝壳，可以让乳头更凸出来。产后一天戴几个小时，脱下来就可以直接喂孩子了。

（3）对于非常内陷的乳头，想要母乳喂养，就可以买一个电动吸奶器，将母乳吸出来后用奶瓶喂宝宝，这样也可以让宝宝长期喝到母乳。

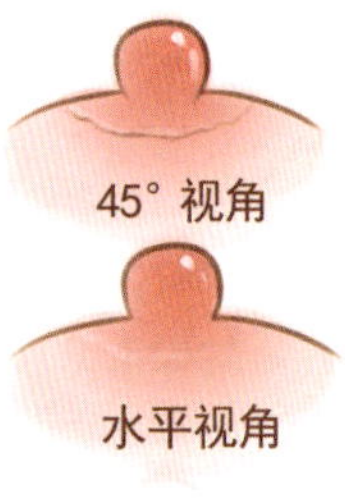

正常

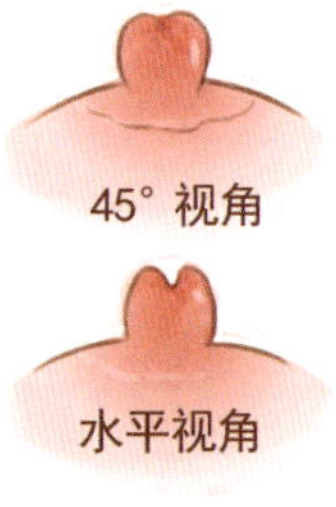

一度内陷

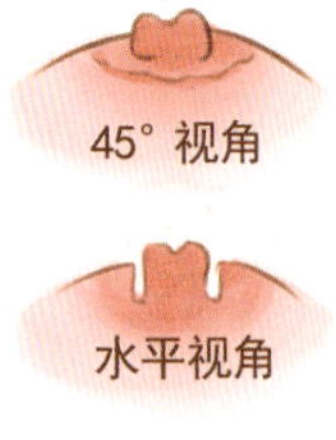

二度内陷

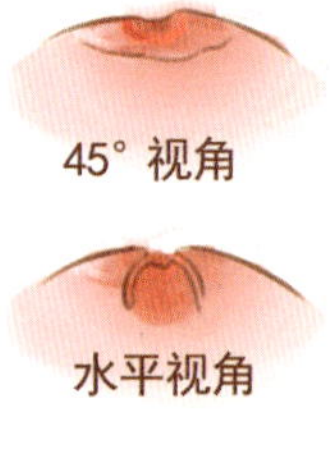

三度内陷

每次哺乳前都需要清洁乳房吗

宝妈在每次哺乳前后不需要专门清洁乳房，主要有两大原因：一是宝妈的乳晕上有一些小疙瘩（蒙哥马利腺体），会分泌一种散发着宝宝熟悉的味道的物质，可以让宝宝精准地找到乳头；二是母乳喂养是有菌喂养，少量的细菌对宝宝提高免疫力和建立肠道稳态有好处，频繁地清洁乳房会让乳头变得干燥、敏感。所以一天清洗 1 次乳房就行，除非乳房上有明显的脏污或血迹等异物需要及时处理。

敲黑板

千万不要用香皂、肥皂和酒精等有刺激性的东西去刺激乳头，这种刺激容易引起乳头破损或皲裂，还可能会刺激宝宝。有些宝妈可能担心出汗影响宝宝的吃奶体验，其实只要在哺乳前将宝妈身上的汗擦干即可。

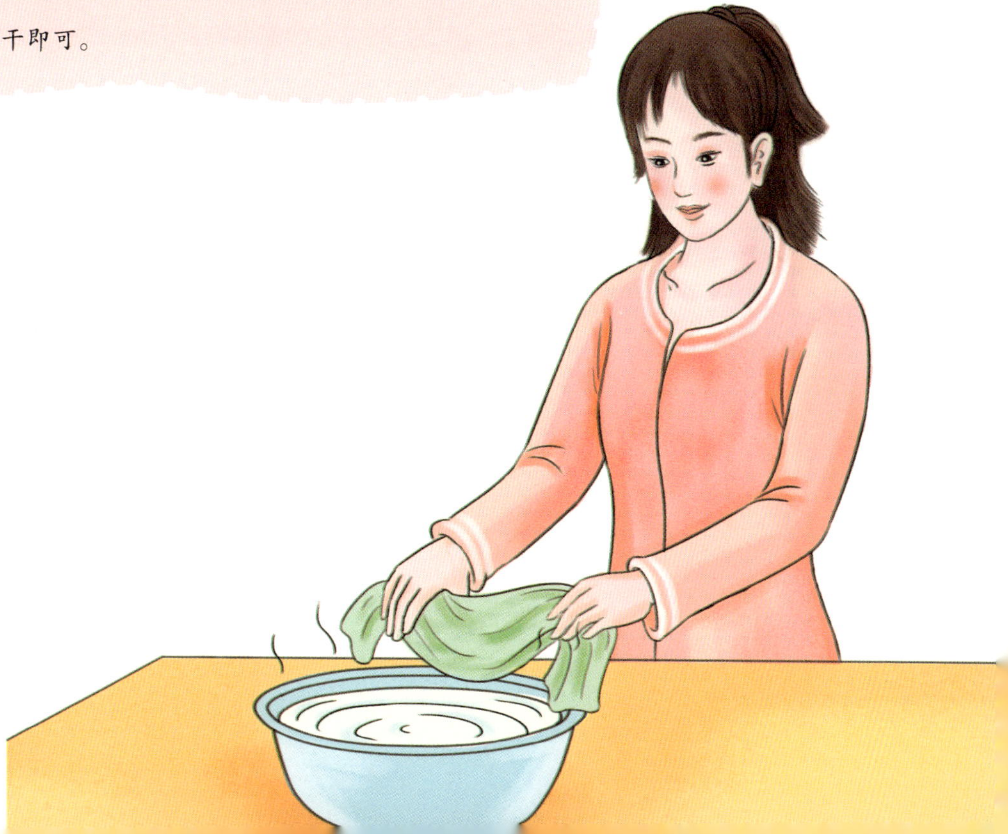

什么情况下要请开奶师

宝宝就是最好的开奶师，宝妈不需要再额外去请开奶师或者按摩师。只有当乳腺导管不通畅致乳汁淤积的时候，才需要用一些按摩的手法来进行按摩。但是坚决杜绝暴力按摩，因为这对乳房组织是一种损害。

怎样用双手挤乳

将拇指和食指放在乳晕旁边 1~2 厘米处，两个手指可以上下相对放，也可以左右相对放，还可以斜对角相对放。然后保持手指不移动，采用挤、压的放松动作缓慢挤乳。

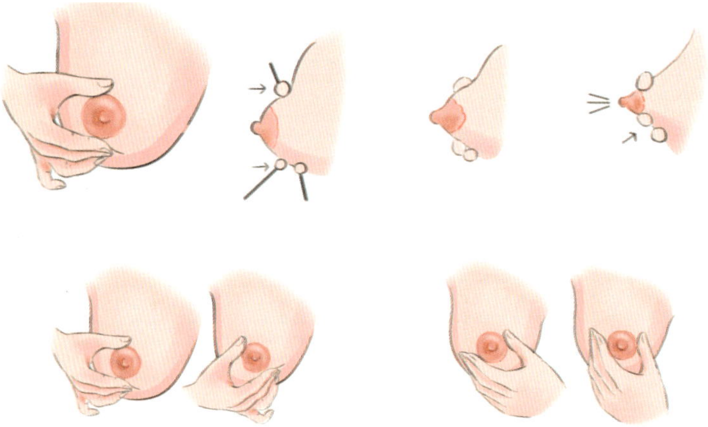

敲黑板

手挤乳是无法将乳房排空的，即便挤乳后乳房松松软软的，其实乳房中还有 40% 左右的乳汁。

乳汁不足的时候怎么办

当宝妈发现乳汁不足了也不用太紧张，先找寻一下原因，如果是心情抑郁或者焦虑，那就尽量保持良好的心情，多做开心的事，比如和朋友聊一下母乳喂养的知识，去户外活动一下，避免郁闷心情。

每个母乳喂养的妈妈都非常辛苦，夜间休息不好，也会影响乳汁分泌，所以母乳喂养时期的宝妈更应保证充足睡眠，以便有充足的乳汁喂养宝宝。

喂养方面应该始终坚持正确的哺乳姿势和哺乳次数，让宝宝多吸吮，喂完奶再用吸奶器吸 10 分钟以刺激乳房泌乳。

宝妈应该饮食多样、营养均衡，这些都有利于乳汁分泌。但如果实在母乳不足，也可补充奶粉，混合喂养。宝妈们不必过于担心。

敲黑板

宝妈不要因为焦虑母乳的量而反复用吸奶器测量。因为吸奶器吸出的奶远比宝宝实际吸出的量少，所以这种方法是不准确的。

错误案例：

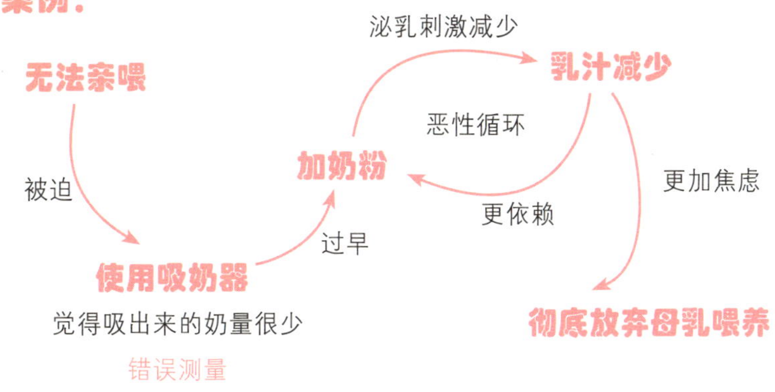

正确使用吸奶器刺激乳房，可有效促进乳汁分泌吗

吸奶器是一种模仿宝宝吸吮乳头来吸取乳汁的工具，适合奶水比较充足或需要提前将乳汁挤出的宝妈。但使用吸奶器刺激乳房，想要达到促进乳汁分泌的效果，其实是不理想的，相比宝宝的专业吸吮，吸奶器刺激乳汁分泌的效果并不好。

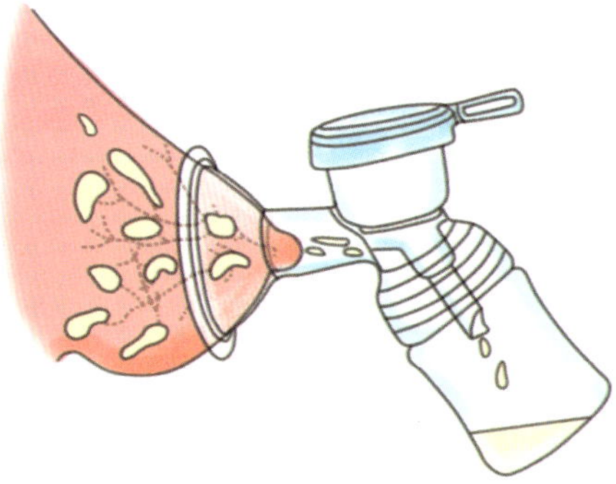

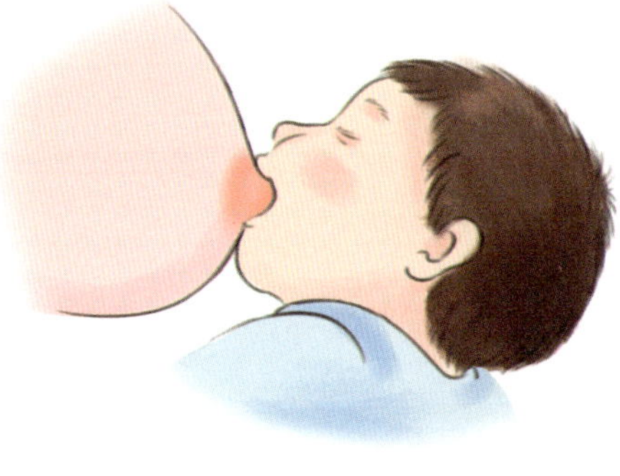

宝宝吸吮刺激乳汁分泌效果更佳

哺乳期出现乳头疼痛的主要原因是什么

怀孕的宝妈们在孕期雌激素明显上升，会导致乳腺膨大发育，乳头局部皮肤敏感、易受损。如果宝宝衔乳姿势不正确，只含乳头，没有将大部分乳晕含进去，会造成乳头摩擦，导致乳头疼痛，严重的会导致乳头皲裂。

如何预防乳头疼痛和皲裂

想要预防乳头疼痛，应做好以下几点：

（1）让宝妈掌握正确的哺乳姿势和新生儿衔乳姿势。

（2）佩戴哺乳文胸（无钢圈）并保持乳房清洁干燥。

（3）不要用肥皂、酒精等刺激性物质擦洗乳头。

（4）哺乳后挤出几滴母乳涂在乳头上，可以很好地防止乳头皲裂。还可以使用羊脂膏，在哺乳后涂抹乳头。

（5）宝妈完成哺乳后，切勿直接从宝宝嘴里将乳头强拉出来，可以用手指轻压宝宝下巴，待宝宝停止吸吮后，再慢慢将乳头从宝宝口中移出。

发生乳头皲裂后应该如何喂养宝宝

这时的妈妈在哺乳时可以先用温毛巾敷乳头和乳房 3~5 分钟，然后先喂健康侧，再喂患侧，这样宝宝已经不太饿，对皲裂乳头的损伤会减小。另外，可以在喂完奶后挤几滴母乳涂在乳头上，或涂抹安全的治疗乳头皲裂的药物。

应该如何预防乳房肿胀

出生后的头几天给新生儿加了糖水或奶粉，没有很好地进行母乳喂养，没有将乳腺管吸通，都可能会造成乳房肿胀。

预防：早吸吮；按需哺乳；乳汁分泌较多者，可用吸奶器将乳汁吸出，放入冰箱保存；尽量做到纯母乳喂养，不添加糖水或奶粉。

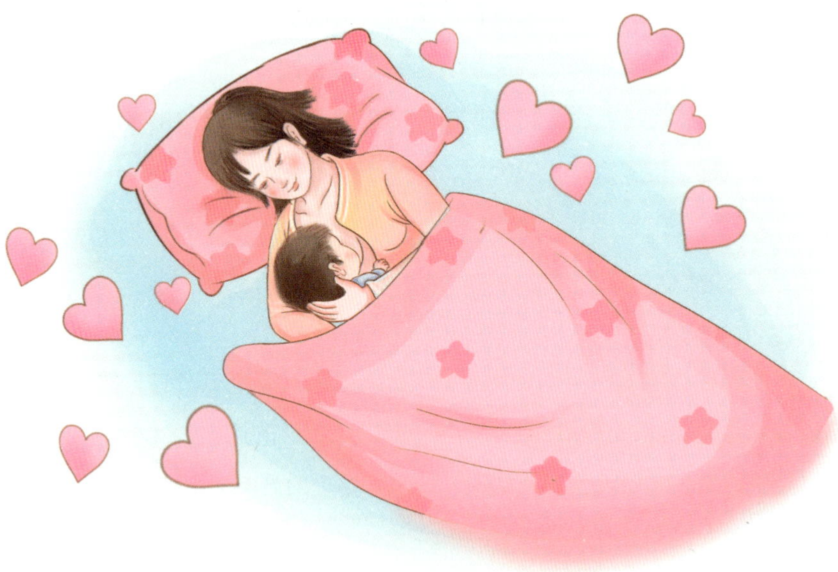

如何应对和预防乳头白疱

不少宝妈在哺乳时会发现乳头上有小白点，不仅有钻心的疼痛，还可能因为堵住乳孔，导致乳汁无法顺利排出，从而引起堵奶甚至乳腺炎。

之所以会出现乳头白疱，可能是因为哺乳姿势不正确，宝宝不断刺激磨损乳头，产生乳头皲裂和局部溃疡，进而形成白疱；还可能是因为乳头清洁不够，加之被长时间捂着，引起真菌感染，也会出现乳头白疱。

针对乳头白疱出现的原因，可以采取两个方法预防和缓解乳头白疱：一是调整哺乳姿势，避免宝宝吃奶时磨损乳头。还可以通过“夹心饼干式”衔乳法让宝宝吸通白疱堵住的乳孔。二是在哺乳前后，用棉签蘸取温水清洗乳头。还可以选择恰当的时机，让乳房暴露在阳光下，保持干燥通风，避免细菌和真菌滋生。

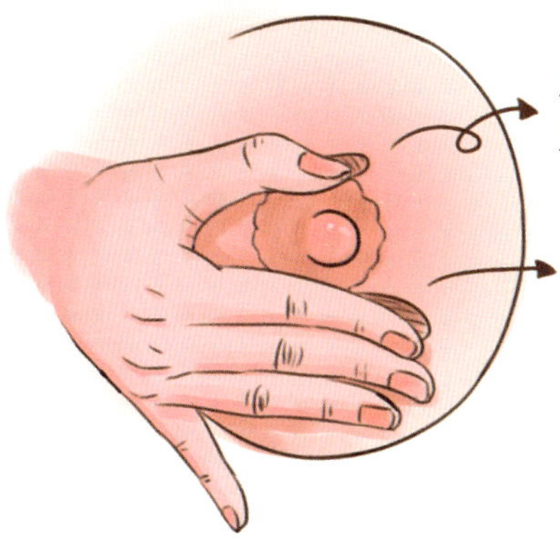

“夹心饼干式”衔乳法

上班后怎样保持母乳喂养

首先，上班后的妈妈要坚定信心，相信自己一定能为宝宝提供充足的母乳。其次，妈妈准备上班前就应开始训练宝宝用奶瓶喝母乳，并准备吸奶器和储奶器。重返职场的妈妈，既是一个优秀的员工，也是一个优秀的妈妈。

敲黑板

①冷冻奶取出后要先放入冷藏室解冻再加热；②母乳不能反复冷冻；③储奶前详细记录吸奶时间，也要记住存放顺序，温奶的时候要先拿最早放的，这样可以在一定程度上保证母乳的新鲜程度。

什么是乳头错觉

很多新手妈妈由于各种原因产后不能及时哺乳，会用橡胶奶头或小勺喂宝宝，宝宝不能接触到妈妈乳头，给宝宝带来错觉，当宝宝真正开始吸吮乳头时，就会出现厌倦的表现，称为乳头错觉。

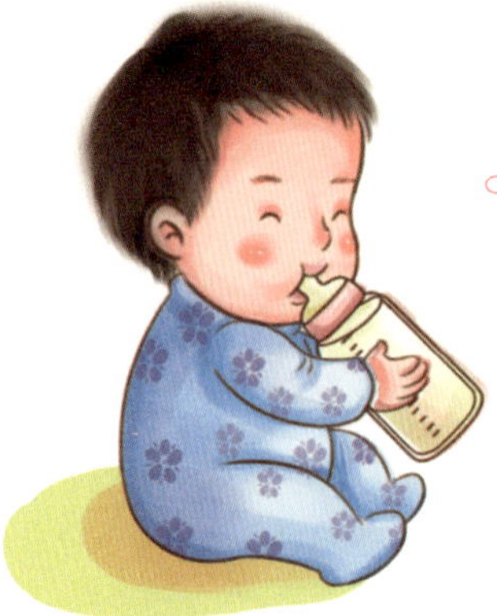

我是一个刚刚出生的宝宝，哭闹是我表达的唯一方式。但请妈妈别太着急，还是应该让我习惯吸吮妈妈乳头的感觉，不然我会偷懒的，也会认为只有奶瓶里才有能填饱我小肚子的粮食——乳汁！

如何预防乳头错觉

产后的妈妈都应尽可能地在 1 小时内给宝宝喂奶。早吸吮奶头可以促进宝宝对妈妈乳头的适应，促进泌乳，避免乳头错觉。

如何储存母乳比较好

购买储奶袋，倒入母乳，再将空气挤干后再密封好，这样可以保护有益菌。温奶时，最好直接将储奶袋温好后再打开封条将母乳倒入奶瓶中喂宝宝，尽量不要将凉奶放入奶瓶中加热，避免其与空气接触。

不同情况下母乳的储存时间

温度	时间
室温（19~26℃）	<4 小时
冷藏（0~4℃）	<3 天
冷冻（<−18℃）	<3 个月
解冻奶冷藏（0~4℃）	<24 小时
冰袋和保温袋（<15℃）	<24 小时

母乳喂养宝妈的对和错

母乳喂养宝妈的不同做法

对	错
母乳喂养的宝妈可以化淡妆	母乳喂养的宝妈大量喝咖啡、浓茶和奶茶
母乳喂养的宝妈可以吃辣椒、葱姜蒜	母乳喂养的宝妈抽烟
母乳喂养的宝妈可以吃冰激凌	母乳喂养的宝妈酗酒
母乳喂养的宝妈可以吃豆制品	母乳喂养的宝妈自行服用药物
母乳喂养的宝妈可以吃火锅	母乳喂养的宝妈吃含汞量高的鱼类
母乳喂养的宝妈可以适量运动	母乳喂养的宝妈生吃海鲜

甲亢宝妈在哺乳期应该怎么办

甲亢是指甲状腺分泌过多，造成机体代谢亢进和交感神经兴奋。甲亢宝妈往往有失眠、脖子变粗、突眼、胃口变大、体重减轻、多汗等症状。

甲亢宝妈可以哺乳，但如果选择带药哺乳，一定要在医生指导下，选择哺乳期安全的药物，并且要坚持吃药，定期检查。宝妈的身体也很重要！

如果宝妈服用低等到中等剂量的抗甲状腺药物时，不用常规监测宝宝的甲状腺功能；若宝妈服药剂量较大，则需要留意宝宝是否有甲减表现，如嗜睡、声音嘶哑、喂养困难等。

甲亢宝妈哺乳期（尤其是全母乳喂养期）要在正常饮食的基础上，增加蛋白质的摄入，补充维生素、矿物质、钙和铁，采用少量多餐的方式，禁止摄入浓茶、咖啡、酒水；注意定期监测甲状腺功能，若有异常要及时调整抗甲状腺药物剂量。

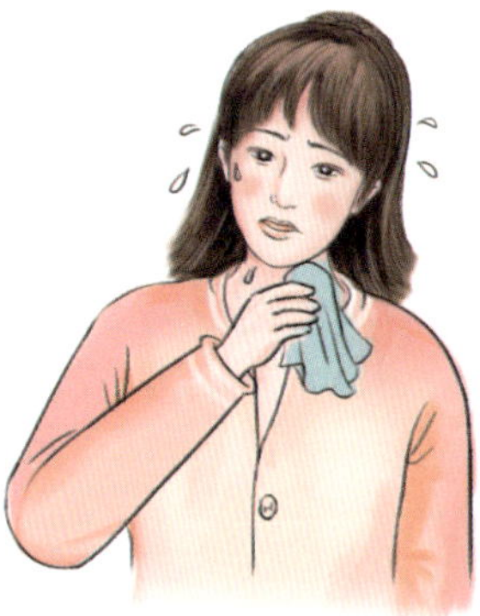

多汗

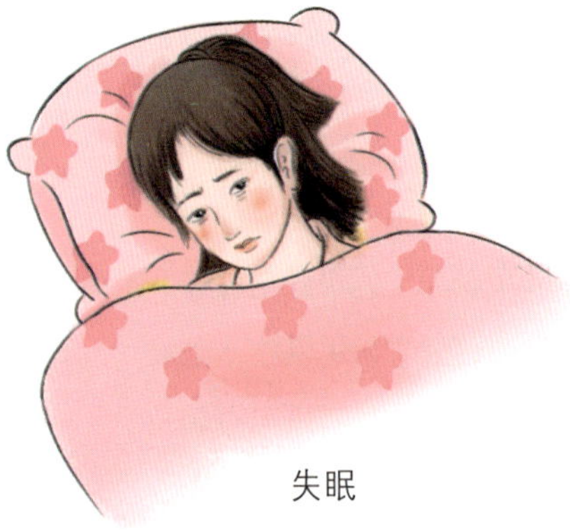

失眠

甲减宝妈在哺乳期应该怎么办

甲减是指甲状腺激素不足导致代谢功能下降，甲减宝妈往往有食欲下降、体重增加、怕冷、乏力、嗜睡、记忆力减退、便秘、虚胖、脱发等症状。

服用甲状腺激素替代治疗药物的宝妈仍然可以母乳喂养。常见的甲状腺药物不仅能帮助宝妈的甲状腺功能保持正常水平，还可以增加乳汁的分泌。

患有甲减的宝妈应该在医生指导下服药后进行母乳喂养。如果甲减宝妈做了放射检查，需要短期断奶，并且断奶期间的乳汁吸出来后必须丢弃，不能喂给宝宝。什么时候可以重新开始母乳喂养，需要先咨询医生再决定。

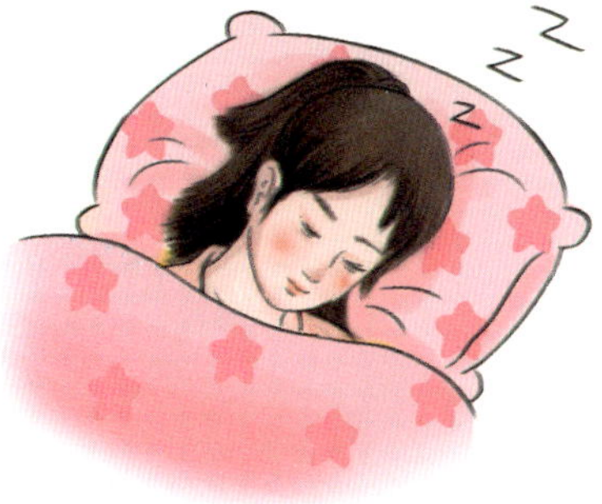

嗜睡

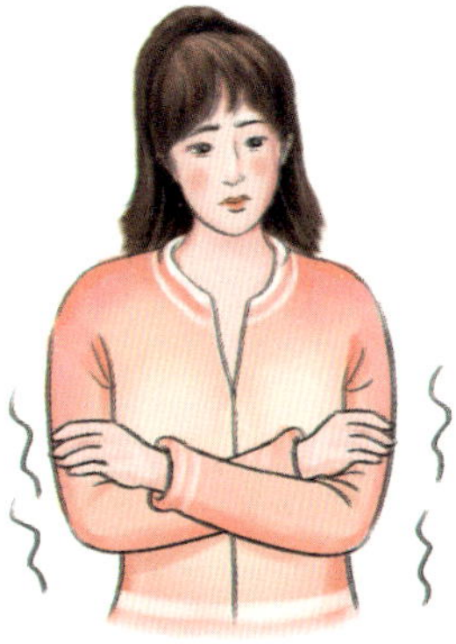

怕冷

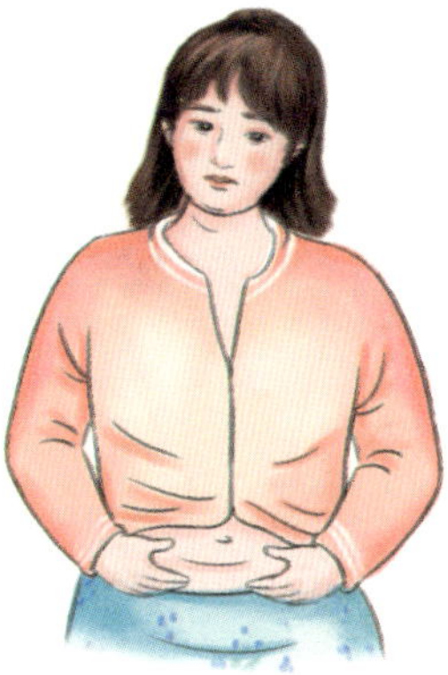

虚胖

糖尿病宝妈在母乳喂养时需要注意什么

绝大多数患孕期糖尿病的宝妈们，血糖会在产后恢复正常，不需要使用降糖药物。即使要使用降糖药，也要遵医嘱使用，避免影响宝宝健康。

糖尿病宝妈通常在哺乳后 1 小时会出现低血糖现象，所以可以在哺乳前吃些蛋糕和饼干等来维持血糖的稳定。宝妈们也可以在包中常备糖果，以便发生低血糖时可以及时补充糖分。

敲黑板

鼓励糖尿病宝妈开展母乳喂养：在医生指导下，做好血糖监测和血糖控制，科学哺乳，完全有可能实现纯母乳喂养。

辟谣！母乳喂养并不会将糖尿病“传”给宝宝。糖尿病的发生往往是遗传基因和不良生活习惯共同作用的结果，而母乳喂养本身就是一种良好的生活习惯，对糖妈妈和宝宝双方都有益处。母乳喂养可预防 2 型糖尿病，效果与控制饮食和锻炼相当。

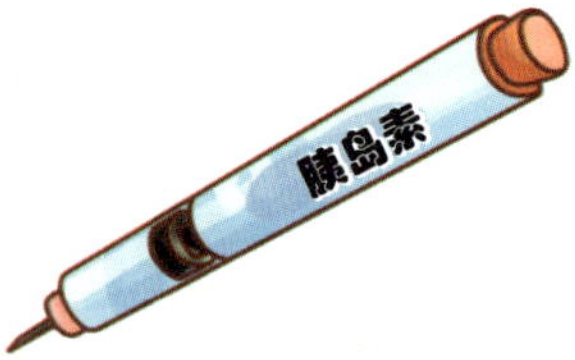

乳腺炎宝妈可以哺乳吗

轻度乳腺炎宝妈可以母乳喂养。如果宝宝拒绝母乳，可以让宝宝吃健侧乳房，患侧乳房用吸奶器吸空。

但当乳腺炎发作伴发烧、体温超过 38.5℃，并且在宝宝吸吮过程中，宝妈痛感强烈，不能母乳喂养，建议手排或用吸奶器排空。必要的时候，宝妈需要遵医嘱进行抗感染治疗。

乳腺炎宝妈应该饮食清淡、营养丰富，禁食辛辣油腻的食物。

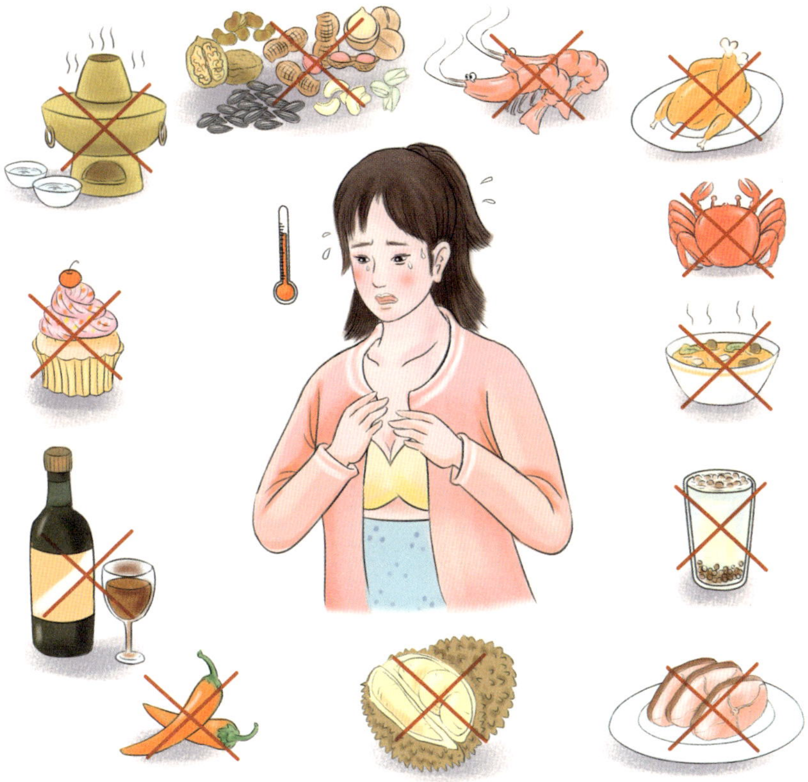

母乳喂养宝妈产后多久会恢复正常月经

产后月经的恢复受多种因素的影响，如哺乳、子宫恢复情况、睡眠状况、劳累程度、心情等。恢复月经的具体时间因人而异。因为母乳喂养时，宝宝的吸吮刺激可引起宝妈体内的催乳素和内啡肽分泌增加，促性腺激素分泌减少，从而抑制排卵，所以，哺乳宝妈的月经恢复时间会比产后不哺乳宝妈的时间推迟。

一般来说，20% 的哺乳宝妈在产后 3 个月内会来月经，大多数宝妈会在断奶后 1 ~ 2 个月来月经。如果断奶后超过 3 个月还没有恢复正常月经，要去医院及时就诊，排除再次怀孕的可能。

母乳喂养≠避孕

通常从产后 6 周开始就要注意避孕了。哺乳期催乳素水平较高，在一定程度上会抑制排卵，但是不来月经并不代表没有排卵，第 1 次月经恢复前就开始排卵的概率为 14%~75%。所以如果暂时不准备迎接下一个宝宝，还是要采取正确的避孕措施。

哺乳期的避孕原则是：安全有效，不抑制乳汁分泌，不影响宝宝健康。

宝妈选用宫内节育器（子宫恢复正常大小后）或宝爸使用避孕套（根据自由意愿选择，可以预防性传播疾病）是哺乳期避孕的最佳选择。因为中小剂量的雌激素也会抑制乳汁的分泌，所以哺乳期妈妈一定不要选购含雌激素的药物避孕；如果需要紧急避孕药物，也需要遵医嘱使用。

第三部分

母乳喂养宝宝篇

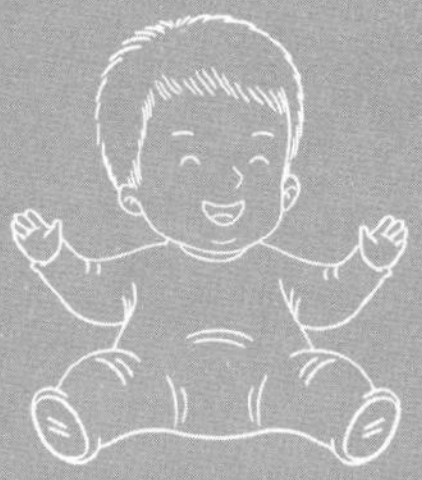

母乳是最适合婴儿的天然奶源

0~6 个月宝宝最理想的食物一定是母乳，母乳喂养是最自然、最原始的喂养方式。

母乳中的营养物质含量丰富、全面均衡，含钙量虽然没有牛奶高，但母乳中所含的维生素和矿物质最容易吸收，尤其是钙的吸收率高，因此，吃母乳的孩子骨骼和牙齿发育更好。

另外，母乳中的免疫球蛋白、乳铁蛋白、双歧因子等能增加宝宝的抵抗力，可以减少感冒、腹泻、肺炎等疾病的患病风险，还可以减少成年后肥胖、糖尿病和心脑血管疾病的发生。对于宝宝全身的生长发育、口腔及牙齿的健康都非常有好处。

吃母乳的宝宝安全感更足

俗话说“怀胎十月”，宝宝和宝妈的相处其实在出生前就已经开始了，宝宝以蜷缩的方式生活在妈妈的肚子里，最熟悉的就是包围他们的羊水、妈妈的心跳声。出生以后，周围的环境都发生了变化，唯独宝妈是他最为熟悉的。他最主要的依附和安全感的来源就是吸吮乳汁和投入宝妈的怀抱。可见，母乳喂养是最好的选择。

宝妈与宝宝的目光接触、身体接触，宝妈的怀抱和爱抚，都能带给宝宝安全感，并增进母子感情；按需母乳能满足宝宝的口欲，有利于其心理发育。

许多宝妈觉得喂饱是最重要的事情，可是对于宝宝而言，通过吃奶感受到宝妈的关注与温暖才是最重要的。

吃母乳的宝宝更聪明

母乳是含有智慧的粮食。母乳里含有的各种乳糖、不饱和脂肪酸和蛋白质有助于促进大脑发育；宝妈乳汁的味道与所吃的食物有关，多种不同的味道可刺激宝宝神经系统的发育。

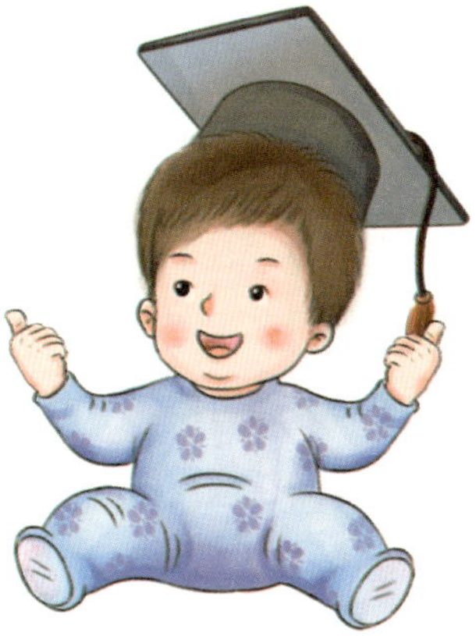

敲黑板

吃母乳宝宝的智慧高于人工喂养的宝宝，而且喂养时间越长，这一差别越明显。

母乳喂养有助于宝宝下颌骨发育

与呼吸、眨眼一样，吸吮动作是宝宝的本能。在宝宝出生时，下颌骨相对于上颌骨处于后缩的位置。如果是母乳喂养，就能给下颌骨以适当的功能性刺激，可以使宝宝的下颌向前调至正常位置；如果是人工喂养，假如宝宝吃奶的姿势不正确，或奶嘴大小与宝宝的月龄不匹配，就可能导致宝宝下颌后缩或下颌前突畸形。

由于 1 周岁左右的宝宝下颌骨发育对于其以后的脸部形态、牙齿生长及消化功能都有很大的影响，所以专家建议在条件允许时尽量采取母乳喂养。

正确的衔乳姿势有哪些要点

宝宝正确的衔乳姿势非常重要，可以保证宝妈有足够的乳汁供应，预防宝妈乳头疼痛，并刺激宝妈分泌更多的乳汁。宝宝衔乳正确的表现：

（1）嘴张得很大，下唇向外翻。

（2）舌头呈勺状环绕乳晕。

（3）面颊鼓起呈圆形。如果吸吮时，小脸上有明显凹陷，好像酒窝状内陷，说明宝宝只含住了乳头而没有含住大部分乳晕。

（4）宝宝口腔上方有更多的乳晕。

（5）慢而深地吸吮，有时突然暂停。

（6）能看到吞咽动作或听到吞咽声音。

敲黑板

宝宝通常会先快速吸几口以启动射乳反射，当乳汁充满宝宝口腔后，便开始慢而深地吸吮，中间再停顿一会，再开始几次较快地吸吮。

如果宝宝衔乳姿势不正确，宝妈可以用手指轻轻插入宝宝嘴角，向下按压乳头，中断宝宝吸吮。

妈妈哺乳的时候也是有诀窍的：妈妈用手托住乳房，拇指在上方，手指避开乳晕，用乳头轻触宝宝嘴唇，在他张大嘴巴的时候，拉近宝宝，将乳头及乳晕送入宝宝嘴中。在哺乳过程中，要抱紧宝宝，以免宝宝吸吮过程中乳头移出。

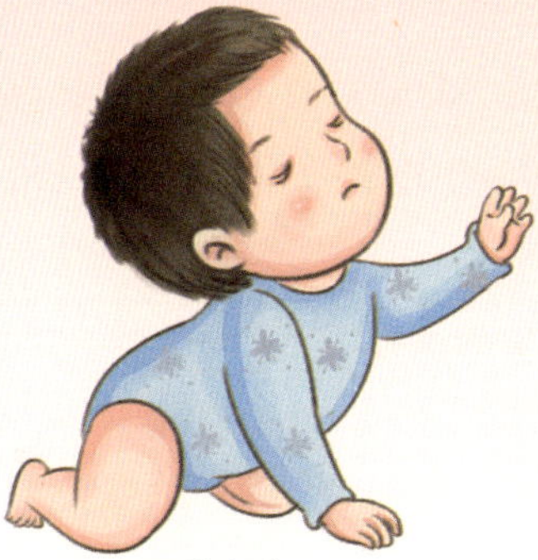

寻找妈妈

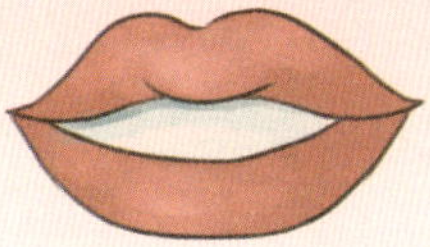

张大嘴巴，下唇外翻

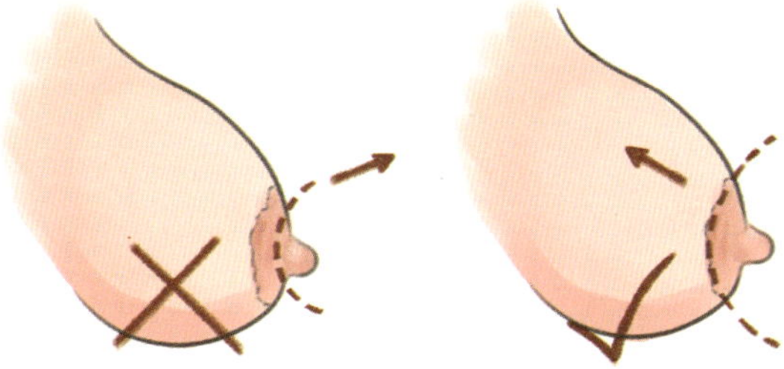

含住更多乳晕

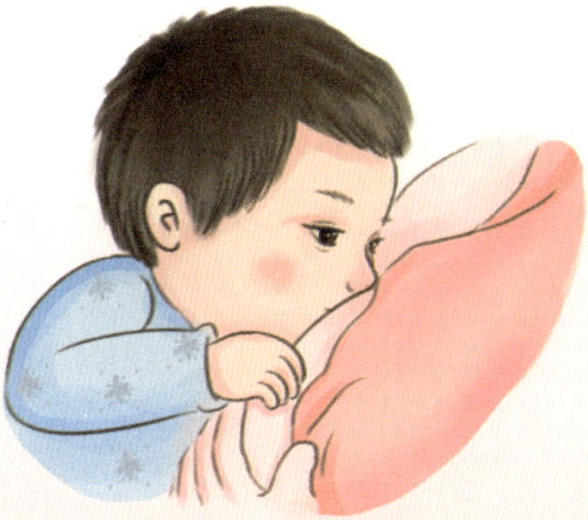

慢而深地吸吮

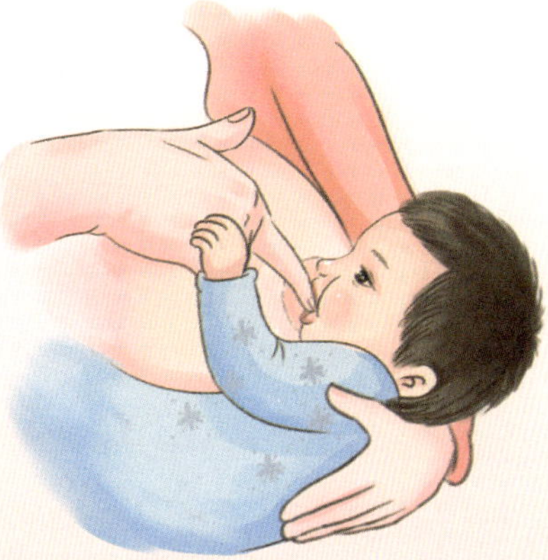

纠正衔乳姿势

纯母乳喂养的宝宝每顿应该吃多少

按需哺乳。第一天因为宝妈没有下奶，需要勤喂，24 小时喂 10 次以上。想要知道宝宝每顿应该吃多少，先来了解一下宝宝们的胃口吧。

不同月龄宝宝胃容量变化

月龄	胃容量 / 毫升	示意图
0~3 天	7~13	 豌豆
3 天至 1 周	25~50	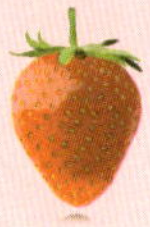 草莓
1 周至 1 个月	30~60	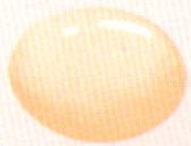 鸡蛋
1~3 个月	60~150	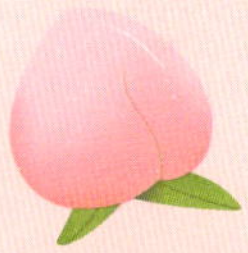 桃子
3~6 个月	130~220	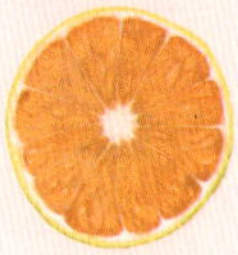 西柚

宝宝哭闹是饿了吗

如果距离上一次吃奶时间较长，宝宝开始哭闹，可能是宝宝饿了。但如果距离上次吃奶时间不长，宝宝就哭闹，可以分析一下是不是以下原因造成的：

（1）短促的哼唧声，手脚摆动较多，可能是宝宝想要宝妈抱抱了。

（2）摸宝宝的后颈部判断宝宝是冷是热，手脚冰凉并不代表宝宝冷。

（3）若宝宝身上长湿疹，也会有哭闹的现象，父母可以给宝宝厚涂保湿霜来缓解。

（4）如果是衣服、袜子等上面有线头缠住宝宝手指或者脚趾，或衣服上的其他异物让宝宝不舒服，宝宝也会哭闹。

（5）如果发现宝宝肚子圆鼓鼓的，摸着偏硬，且频繁打嗝放屁，睡觉时身体扭来扭去，哼哼唧唧，爱哭闹，可能是宝宝有肠胀气，父母可多给宝宝做抚触操，帮助其排气。

（6）宝宝若出现打哈欠、揉眼睛、目光呆滞、哼唧哭闹等情况，可能是困了。

（7）3~6 个月的宝宝大运动开始发育，往往会频繁夜醒，翻身大哭。出现这些现象可能是宝宝正处于睡眠倒退期。父母可以在白天多帮宝宝练习翻身，晚上在宝宝翻身惊醒后，先对其进行安抚，帮助其连续睡眠，不要着急喂奶。这种情况一般持续 1~2 周后就会消失。

（8）纸尿裤更换不及时，宝宝也会哭闹。

（9）2~6 个月的宝宝大多处于口欲期，会有烦躁哭闹的情况，此时，父母可以让宝宝使用安抚奶嘴、牙胶、安抚巾等物品缓解。

（10）宝宝在 6 个月后会逐渐开始长牙，出现流口水、烦躁不安的情况，父母可给宝宝准备牙胶、磨牙棒等物品帮助其平稳度过此阶段。

纯母乳喂养的宝宝需要喝水吗

6个月以内的宝宝一般是不需要额外喝水的！因为母乳中85%都是水，这些水分对婴儿来说已经足够。所以，正常情况下，不需要给母乳喂养的宝宝额外补充水分，除非出现高烧、腹泻脱水、大量出汗等特殊情况，才需要给宝宝补充适量温开水。

宝宝为什么会打嗝和吐奶

婴儿持续打嗝是因为膈肌痉挛，此种现象往往会自行停止，也可以通过吃奶的方式缓解。宝宝如果喝奶太多、太快，在这个过程中容易吞入大量空气，当这些空气从胃中排出的时候，也会出现打嗝现象。

1岁以内的婴儿大多会出现吐奶现象，因为婴儿的胃部呈水平位且胃容量较小，加上幽门肌肉紧张，如果过度喂养，小小的胃容纳不了那么多母乳，就容易在哺乳后吐奶。

敲黑板

千万不要将正在吐奶的宝宝竖直抱起来，这样可能会出现呛奶现象！

想要缓解吐奶情况，就需要在宝宝吃奶时，不要逗引、打扰他，不要在宝宝极度饥饿的状况下才喂奶。建议在哺乳后将宝宝竖直抱起，从下往上，轻拍其背部，让宝宝嗳气。此方法可以减少吐奶现象发生。

怎样帮宝宝拍嗝儿

（1）父母可以将宝宝竖直抱在胸前，让其头靠在自己的肩膀上，一只手扶着宝宝的头和背，另一只手在他的背部轻轻拍打。

（2）扶着宝宝坐在大人的膝盖上，一只手支撑着他的胸部和头部，另一只手轻拍他的背。

（3）父母可以让宝宝趴在自己的腿上，扶着他的头，让头部略高于胸部，然后轻拍他的背或者轻轻画圈抚摸。

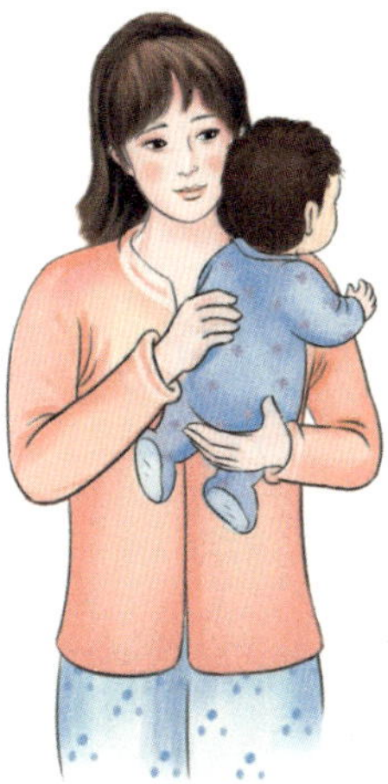

竖抱拍嗝

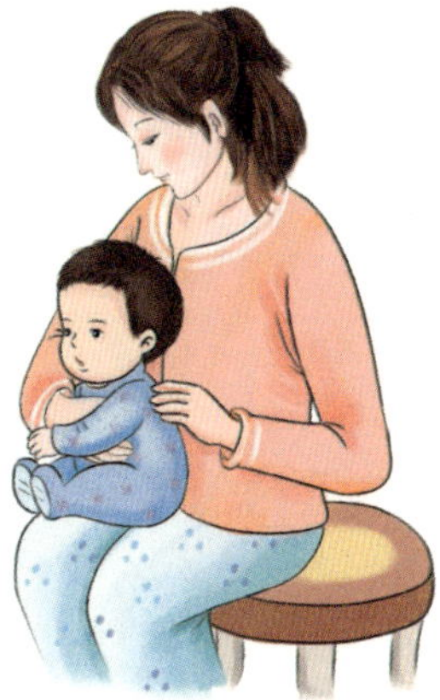

坐式拍嗝

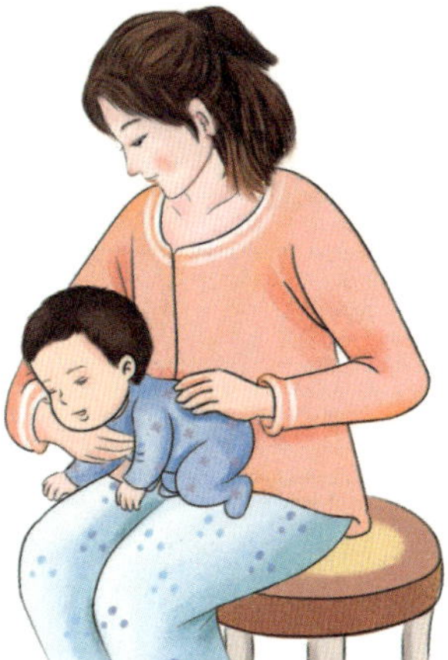

趴腿式拍嗝

吃母乳的宝宝，正常小便是这样的

健康的新生儿在出生后 24 小时内都会排尿，当天至少会有 1 次小便。如果父母发现宝宝出生 24 小时内没有小便，可以先确认宝宝是否在产房已经尿过。之后，随着宝宝吃奶越来越多，尿量也开始增加：出生后 1 周内，每天至少有 4 次小便；出生 7 天之后，宝宝吃奶的状态越来越好，每天至少会有 6~8 次小便。

正常宝宝的尿液是清亮透明或者淡黄色的。

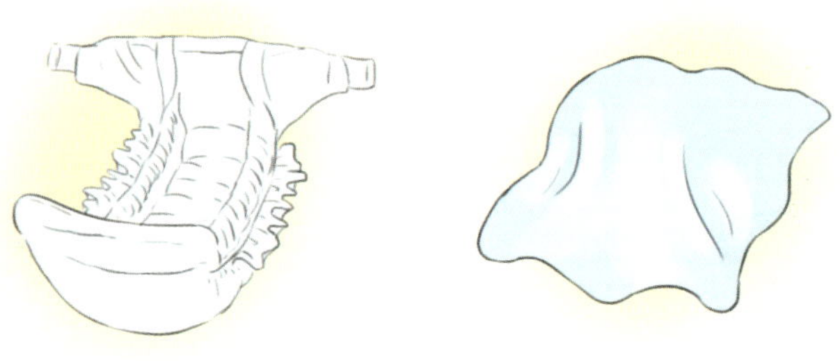

尿液质量

类型	尿液颜色	示意图
水分充足	透明无色	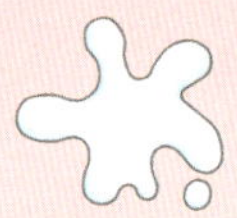
水分不足	深黄色	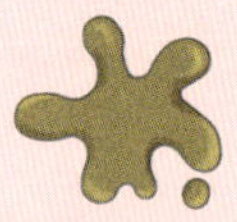
水分过度缺失	纸尿裤 / 尿布上有粉色残留物	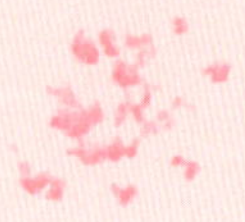

吃母乳的宝宝，正常大便是这样的

母乳喂养的宝宝，其大便通常是黄色或金黄色，偶尔是绿色便，质地稀薄或呈膏状，味道微带酸味或乳酸味。大便中有时还会混杂一些白色的颗粒，偶尔有泡沫（肠胀气引起的），可能还会有奶瓣（因为母乳中含有蛋白质，宝宝可能没消化完全）。这些都是正常的。

敲黑板

宝宝大便次数多并不能说明母乳不好！

母乳中含有可溶性纤维素——低聚糖，具有“轻泄”作用，再加上母乳喂养宝宝的肠道中以双歧杆菌占优势，所以母乳喂养宝宝的大便往往偏稀，次数比较多，有的宝宝甚至可能一天大便6~12次。但这并不是母乳喂养的缺点，相反，母乳不仅可以保障宝宝肠道的健康发育，还可以保障宝宝免疫系统的发育。所以，宝宝的大便次数多并不代表异常。家长们不用担心。

大便质量

类型	时间	性状
胎便	刚出生及后续几天	青黑色柏油便
过渡期	出生4~7天	褐色便便
奶便	妈妈下奶后1~2天	芥末黄干酪样便

为什么母乳宝宝过一会就要吃，吃一会又要睡

（1）宝宝吃奶也是很辛苦的，吸吮、吞咽、呼吸这些动作需要不断练习才可以熟练掌握。

（2）每个宝宝的吃奶习惯不一样，有的宝宝属于狼吞虎咽、速战速决型，有的宝宝属于细嚼慢咽型，也有的宝宝属于边吃边睡型。宝妈需要了解并熟悉自己宝宝的吃奶习惯。

（3）如果哺乳姿势或者衔接姿势不对，宝宝吃奶的效率会大打折扣，他们由于消耗了很多能量去吃奶，所以吃困了就睡觉；因为没吃饱，所以醒了还要继续吃。

（4）乳汁中有促进宝宝睡眠的胆囊收缩素，所以母乳宝宝会比奶粉宝宝更容易在吃奶时睡着。

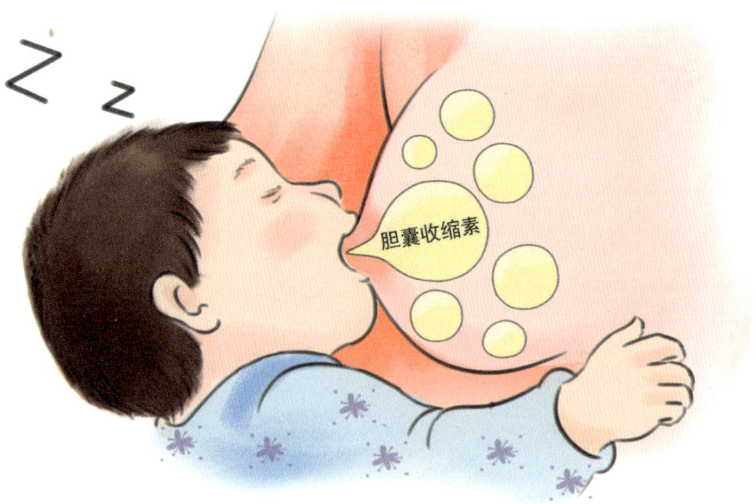

吃母乳的宝宝出现继发性乳糖不耐受，是否需要暂停母乳喂养

不需要停母乳！继发性乳糖不耐受是一个可以恢复的自限性过程，一般不会导致孩子脱水，也不会影响宝宝生长发育。如果暂停母乳喂养，改吃无乳糖配方奶粉，虽然会缓解腹泻症状，但是与此同时，宝宝就无法获取母乳中独有的、配方奶无法复制的有益成分。而且，宝宝突然改喝奶粉，内心往往是拒绝的。

目前还没有权威的临床研究证实，蒙脱石散和益生菌能缓解宝宝继发性乳糖不耐受的症状。

宝妈在继续母乳喂养的同时，可以在每次喂奶前，给宝宝服用乳糖酶，以减轻宝宝的肠道异常状况。另外，还需要特别关注宝宝肛门周围的皮肤健康，宝宝每次大便后都要及时进行清洁，并涂抹氧化锌软膏，尽量减少大便对宝宝皮肤的反复刺激。

敲黑板

对于儿童来说，继发性乳糖不耐受往往继发于肠道病毒或肠道细菌感染后，宝宝会出现较长时间的稀便、黏液便、泡沫样大便，大便发酸，部分儿童可能会出现短暂哭闹不安（短暂腹痛），少部分会出现因为频繁排便导致的尿布皮炎。这些症状往往会持续 2 周至 2 个月，个别宝宝甚至长达 3 个月，家长往往很焦虑，其实，这并不需要过度干预。

母乳喂养的宝宝需要补钙吗

母乳一直被认为是婴儿最好的营养来源，也是最好的钙元素来源。无论是贫苦落后地区营养不良的宝妈，还是发达地区健康的宝妈，母乳都能给 6 个月以内宝宝提供充足的钙质。6~12 个月的宝宝如果继续吃母乳，虽然此时母乳中钙的含量有所下降，但宝宝吸收的程度还是很高的，所以仍以母乳喂养的孩子，如果加上合理的辅食，宝宝也不用补钙。不经常晒太阳但纯母乳喂养的妈妈，建议每天补充 400 国际单位的维生素 D，以保证钙的吸收；对于生长过快的宝宝，哺乳期妈妈需要进食钙含量高的乳制品、海产品、蔬菜、豆制品和坚果类补钙。

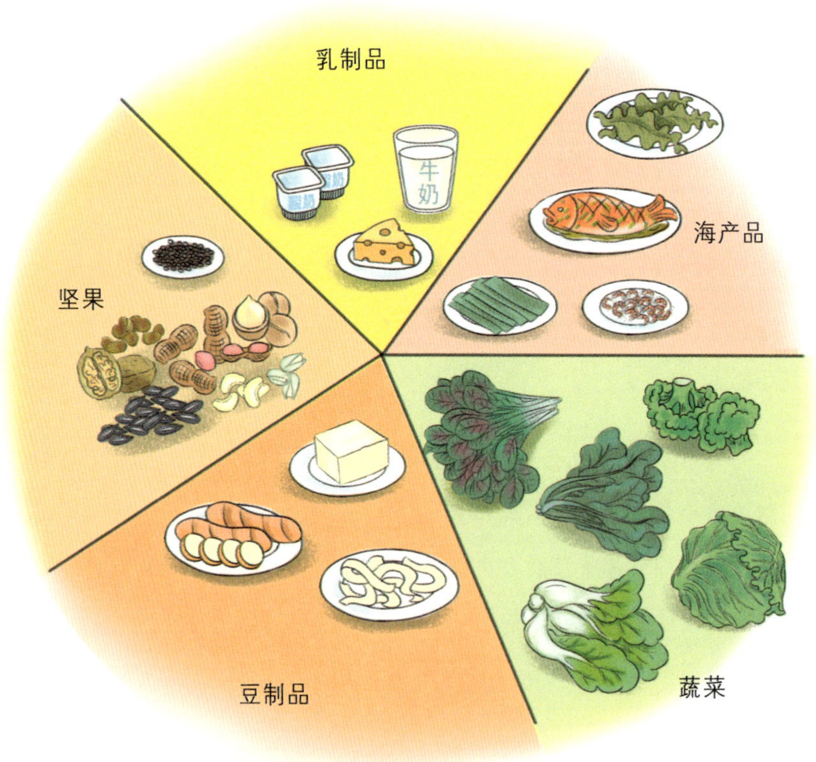

母乳喂养的宝宝一定要补充维生素 D 吗

维生素 D 有助于钙质的吸收，纯母乳喂养的宝宝容易缺乏维生素 D，主要是因为母乳中维生素 D 含量很少，在添加辅食前，宝宝无法吃到富含维生素 D 的食物。维生素 D 可以通过晒太阳来获取，如果孩子室内活动多，户外活动少，会限制其皮肤合成维生素 D。建议给宝宝晒太阳时选择阳光不是很强烈的阴凉处，以免伤害宝宝的皮肤。应该根据孩子的具体情况，通过饮食（摄入富含维生素 D 的食物）和运动进行补充。另外，儿保科医生通常建议每天给宝宝补充 400 国际单位的维生素 D，从而满足宝宝对于钙质的吸收。

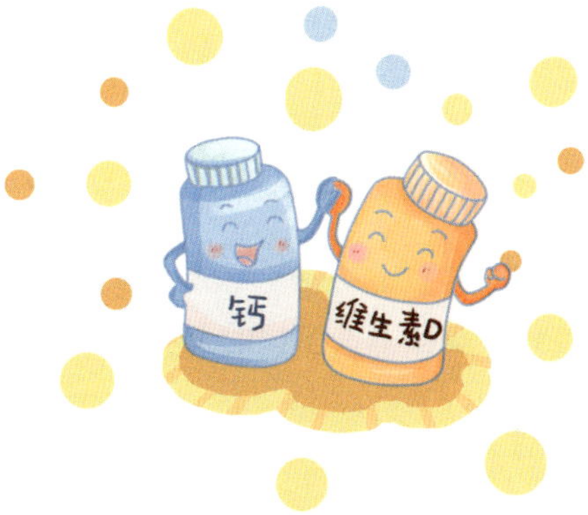

富含维生素 D 的食物

食物	含量（国际单位 /100 克可食部）	食物	含量（国际单位 /100 克可食部）
鱼干（虹鳟鱼、大马哈鱼）	623	黄油	56
奶酪	296	香肠	48
蛋黄（生鲜）	217	牛内脏	48
沙丁鱼（罐头）	193	猪肉（熟）	44
香菇（干）	154	海鲈鱼干	32
猪油	92	干酪	28
全蛋（煮、煎）	88	奶油（液态）	28
全蛋（生鲜）	80	牛肉干	20

母乳喂养的宝宝需要补充维生素 A 吗

因为母乳是宝宝摄入维生素 A 的最佳来源，如果宝宝还在母乳喂养阶段，宝妈们一定要做到日常膳食的平衡、营养，这样宝宝们才能摄入足够的维生素 A。母乳里的营养物质完全够 0~6 月龄宝宝的需要，所以世界卫生组织推荐所有的宝妈纯母乳喂养宝宝到 6 个月。

大于 6 月龄的宝宝，在保证母乳的前提下，需要逐渐开始增加辅食。父母可以为其准备丰富多样的食材，帮助其摄入足量的维生素 A，比如胡萝卜、动物肝脏等。

富含维生素 A 的食物

食材	重量 / 克	维生素 A 含量 / 国际单位
胡萝卜	100	2775
红薯	100	2340
猪肝	10	1640
南瓜	100	1218
鸡蛋	100	776

敲黑板

维生素 A 虽好，但千万不要过量！

维生素 A 过量会导致中枢神经系统紊乱性症状、皮肤损伤、肝脏损伤，增加心血管疾病的患病风险。

母乳喂养的宝宝需要补充铁吗

对于母乳喂养的宝宝来说，在 6 月龄前，其体内的铁储存量是足够的。而且母乳里的乳铁蛋白含量较高，因此 6 个月内纯母乳喂养的宝宝不容易发生缺铁情况。

但是，母乳中乳铁蛋白的含量是随着月份的增加逐渐减少的，6 个月后，随着宝宝快速生长发育，如果宝宝辅食添加不及时或不恰当，肉类摄入过少，或宝宝患有慢性腹泻等胃肠道疾病，就比较容易缺铁。

缺铁宝宝的皮肤较为苍白或者苍黄，不爱活动，容易感到乏力，食欲减退。如果检查后发现宝宝确实存在缺铁现象，就需要给宝宝提供富含铁的美味辅食，或者在医生指导下给宝宝补铁。

不同阶段母乳中乳铁蛋白的含量

哺乳阶段	范围 / (克 · 升 $^{-1}$)
产后 0~5 天	0.8~17.94
产后 6~10 天	1.0~9.36
产后 11~30 天	0.92~8.04
产后 31~90 天	0.57~3.85
产后 91~180 天	0.58~4.28
产后 6~12 个月	0.44~3.63
产后 > 12 个月	0.62~3.63

宝宝一直母乳喂养，需要添加益生菌吗

不需要。母乳中含有丰富的寡聚糖，可以促进肠道益生菌的形成，不需要额外添加益生菌。但是早产儿由于消化功能发育不够成熟，肠道相关酶发育不成熟，可以在医生指导下适量添加益生菌。

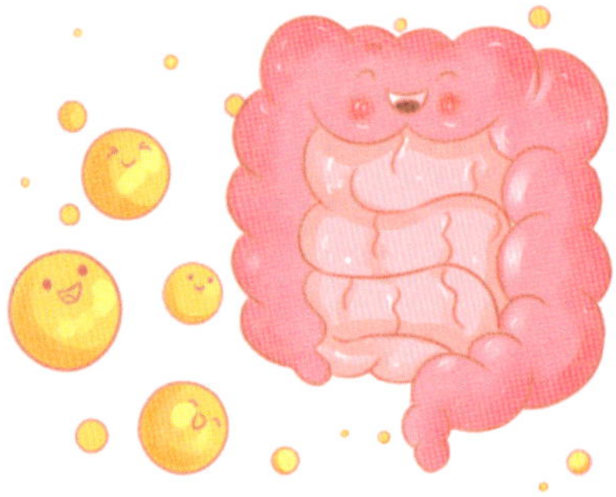

健康的肠道

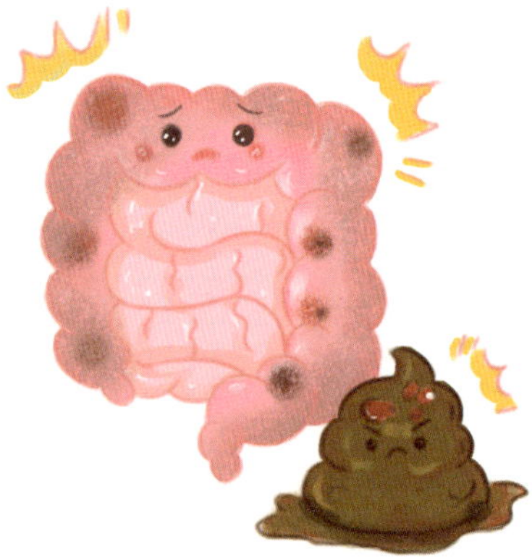

病态的肠道

第四部分

母乳喂养中医篇

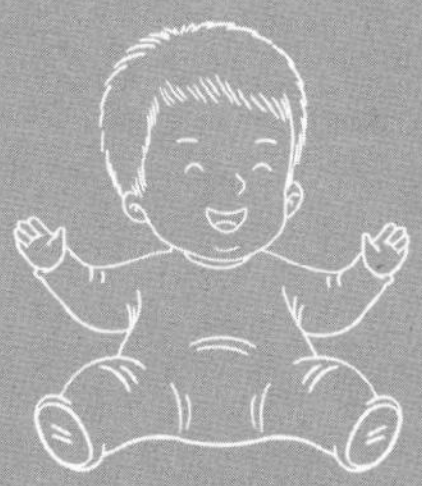

中医中的母乳喂养

甘甜的乳汁是妈妈送给宝宝最珍贵的礼物。

中医儿科医师强调，“人以食为命，孩非乳不活”，对宝宝柔弱的脾胃来讲，母乳是最容易消化的。明代一位医家就曾提出“乳为血化美如饧”。

母乳对于宝宝来讲不仅是生存需要，更是安全感的来源，是宝妈和宝宝紧密联结的纽带。

古代医者认为，“儿食其乳，所感立应”，宝妈的饮食、情绪等会通过乳汁影响宝宝，宝宝对乳汁的需求也会通过吸吮告诉宝妈的身体，并在吃奶的时候能还够深切地感受到来自宝妈37℃的爱。随着宝宝的生长，母乳的产量和营养成分都会发生变化以满足宝宝的发育需要。

中医对宝妈在哺乳期间的饮食建议

中医认为，“母安则子安，母病则子病”。

宝妈的健康饮食与宝宝息息相关。宝宝出生以后完全依赖母乳养育，乳汁的质量直接关系到宝宝的生长发育。

古人认为，“饮食自倍，肠胃乃伤”“内伤脾胃，百病由生”“胃不和则卧不安”，脾胃功能直接受饮食影响，对人体至关重要。因此，宝妈在喂奶期间想要保证奶水质量，除了饮食清淡，营养均衡，尽量少吃或不吃油腻辛辣食物以外，饮食还要有规律、有节制，这些无论是对自己还是宝宝都是非常关键的。

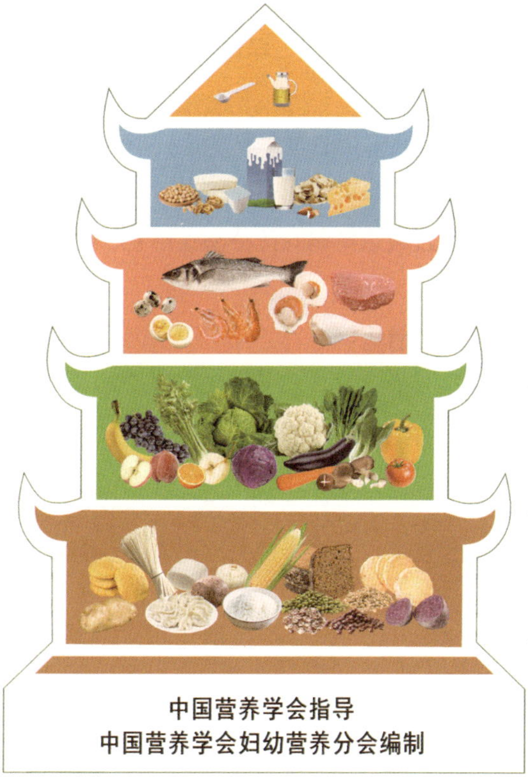
中国营养学会指导
中国营养学会妇幼营养分会编制

加碘食盐	5克
油	25克
奶类	300~500克
大豆/坚果	25克/10克
鱼禽蛋肉类	175~225克
瘦畜禽肉	50~75克
每周吃1～2次动物肝脏,总量达85g猪肝或40g鸡肝	
鱼虾类	75~100克
蛋类	50克
蔬菜类	400~500克
	每周至少一次海藻类
水果类	200~350克
谷类	225~275克
——全谷物和杂豆	75~125克
薯类	75克
水	2100毫升

中国哺乳期妇女平衡膳食宝塔（2022）

中医理论中的情绪对哺乳的影响

中医理论认为，人体的肝脏可以调节心情，而且肝经循行过乳房，如果情志抑郁不畅会导致肝气不舒，不利于乳汁的分泌。

妈妈的心情好坏，不仅是宝宝可以感知到，乳房也是可以察觉到的。如果宝妈焦虑、压力大、情绪低落，会直接影响乳汁的分泌，导致母乳中的营养素比例发生变化，间接影响乳房的健康。

唐代医药学家孙思邈在他所著的《备急千金要方》中提出："母怒以乳儿，令人喜惊，发气疝，又令儿癫狂。母新吐下以乳儿，令儿虚羸。母醉以乳儿，令儿身热腹满。"也就是说，乳母情绪过激会影响乳汁分泌，不利于宝宝的健康成长。

哺乳期的宝妈可以通过以下方式改善情绪：

◎休养生息法

对于处于产后恢复期且要日夜喂养宝宝的宝妈来说，保证充足的睡眠非常重要，因为过度劳累也会直接影响宝妈情绪。家人尽量为宝妈营造安静舒适、干净整洁的休息环境，另外要少聊敏感话题。

◎压力释放法

宝妈可以做一些自己喜欢的事情，如看喜剧电影、让自己开怀大笑；听舒缓的音乐，放松心情；和喜欢的人散步、聊天，排解烦恼。

敲黑板

中医五行音乐疗法已有上千年的历史，可以在一定程度上缓解宝妈的不良情绪。

宝妈们可以听一些以悠扬舒畅、生机蓬勃为特点的音乐进行自我放松，如《庄周梦蝶》《春之声圆舞曲》《蓝色多瑙河》《江南丝竹乐》等。

中医主张的母乳喂养节奏

中医主张“乳贵有时，食贵有节”，母乳喂养也要有时间节律。宝宝的脾胃比较娇嫩，消化功能发育得并不完全，吃得太饱或者过度喂养对宝宝的脾胃都不好，容易发生吐奶、积食。古代医者提出，“若要小儿安，常受三分饥与寒”，所以尽量不要让宝宝吃得太多、太勤，以免影响宝宝的脾胃功能。

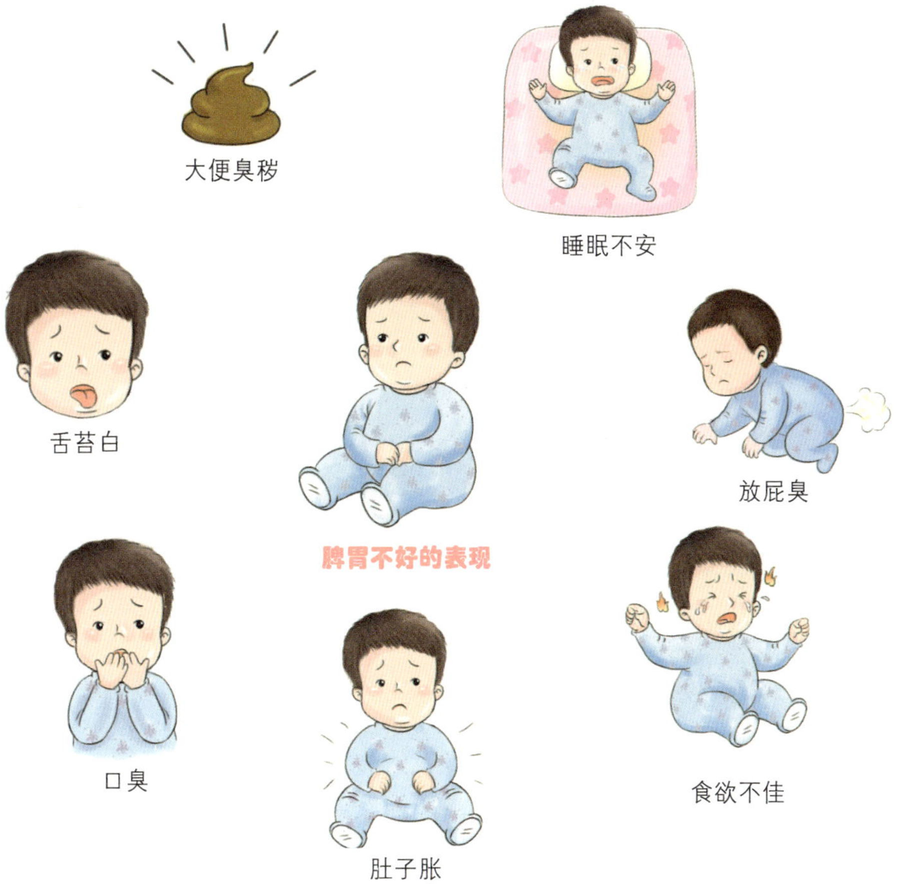
大便臭秽
睡眠不安
舌苔白
放屁臭
脾胃不好的表现
口臭
食欲不佳
肚子胀

中药可以调理宝妈乳汁分泌不足吗

一般刚生完宝宝的宝妈都会存在气血亏虚的情况，如果平时脾胃功能不好，还会加重对乳汁分泌的不利影响；也可能是痰湿阻滞导致的产后乳汁稀少。怀孕和生产本身就很辛苦，加之初为人母的紧张和焦虑，宝妈非常容易情绪波动，影响人体气血运行，造成乳汁分泌不足。金元时期的一位医家曾提出，“或因啼、哭、悲、怒、郁、结以致乳汁不行”。

如果哺乳期的妈妈经过饮食的调摄和心理的调节还是不能有效改善缺乳的情况也不必焦虑，祖国医学经过千年的发展，在这方面有独特的优势，宝妈们可以寻求专业中医医师的帮助，服用中药汤剂或膏方（膏方功效与汤剂相似，但口感更好，方便携带）等。有很多可以疏通经络、促进乳汁分泌的中药可供选择，还可以让医生配成药膳食用。

虽然母乳喂养的过程对于宝妈和宝宝而言只是生命中一段极其短暂的时光，但却是建立母子亲密关系的重要纽带，给宝宝安全感的从来都是妈妈。就如中医理论所言“神乃形之主”，可见精神心理作用是很强大的，宝妈们一定要对自己有信心。

敲黑板

乳汁分泌会受多种因素的影响，如哺乳期妈妈饮食的营养状况、情绪、睡眠质量等。高龄妈妈不要过多担心奶水少的问题，年龄只是其中一个因素。宝宝早吸吮、多吸吮，妈妈吃得好、睡得香、心情好，奶量才会源源不断。

中医手法按摩可以促进乳汁分泌吗

乳房按摩对促进乳汁分泌确实有一定的作用。中医理论认为，人体经脉循行经过乳房，其四周也分布着重要穴位，因此宝妈在每次喂奶前，可以先用热毛巾湿敷乳房片刻，而后适度揉按，这样可以达到疏通经络、促进血液循环的效果，有利于乳汁分泌，也可以有效降低乳腺炎的发生率。

中医“以通为用”理论也是母乳喂养的关键，宝宝反复的吸吮可以使乳腺管收缩，是促使妈妈乳汁分泌最有效的方法。母乳喂养的宝妈们都知道，亲喂过程中会遇到很多困扰，比如乳头皲裂、睡眠严重不足等，但其实宝宝就是妈妈甜蜜的痛苦和负担。

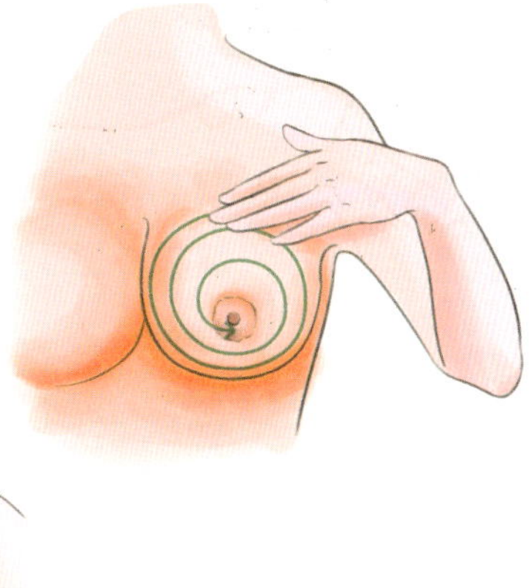

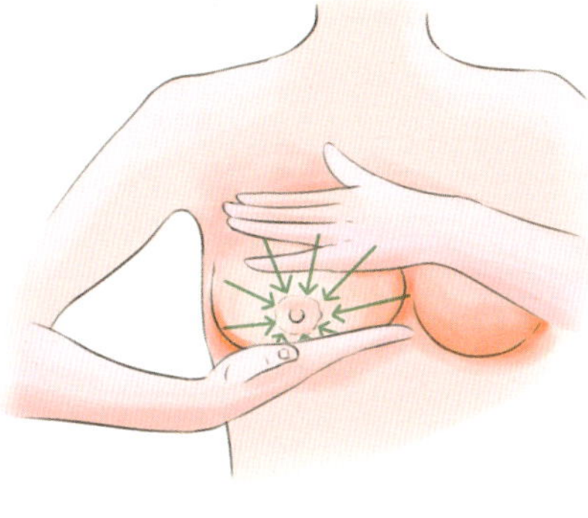

中医可以帮助宝宝和宝妈顺利度过断奶期吗

古人提出婴幼儿“形气未充，脾常不足”，戒断母乳可能会在短时间内导致宝宝对奶粉或者辅食的消化出现问题，如果情况比较严重，可以寻求中医儿科医师的帮助，给宝宝服用一些健脾和胃的药物，帮助其顺利度过断奶期。此外，小儿推拿效果也很好，妈妈们不用过度紧张。

如果宝妈在断奶过程中处理不当，很容易导致乳腺导管堵塞，发生疼痛肿胀的情况，并可能进一步发展为乳腺炎。中医有一些验方，通过内服外敷的方法，可以帮助宝妈们顺利渡过回奶期。

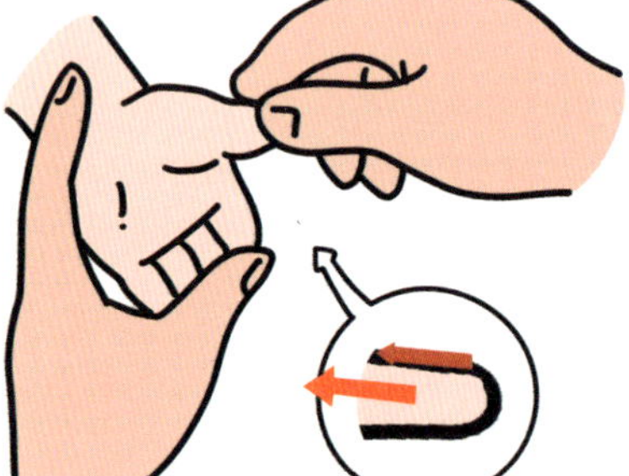

补脾经

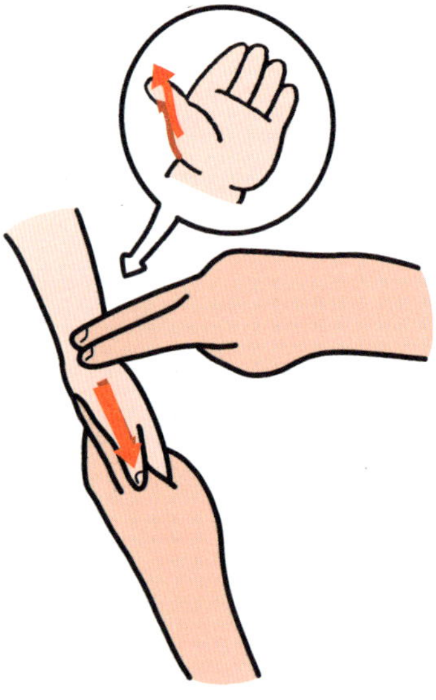

清胃经

母乳喂养中的中药汤剂（一）

古代医家提出："产妇有二种乳脉不行，有气血盛而壅闭不行者，有血少气弱而不行者。虚当补之，盛当疏之"。中医认为，宝妈生完宝宝后乳汁分泌不足的原因主要有两个方面，一方面是生宝宝的过程中，宝妈会耗气失血造成产后气血虚弱，导致乳汁生成不足；另一方面是宝妈们情绪不畅，影响体内气血运行，导致乳脉不通。

如果宝妈感觉自己气色不佳，精神疲惫，食欲差，多为气血不足，一般采用的治疗方法是补益气血、通经下乳；如果觉得情绪低落，闷闷不乐，胸胁部胀痛等多是肝气不舒，要选用疏肝解郁、活络通乳的方剂。常用的中药有黄芪、漏芦、通草、王不留行、路路通、党参、柴胡、白术、白芍、川芎等。经过专业中医师辨证后处方，一般连续服用 7 天为 1 个疗程。

中医文献中记载的代表方剂有：

【下乳涌泉散】当归、川芎、天花粉、白芍药、生地黄、柴胡各 30 克，青皮、漏芦、桔梗、木通、白芷、通草各 15 克，穿山甲 45 克，王不留行 90 克，甘草 7.5 克。

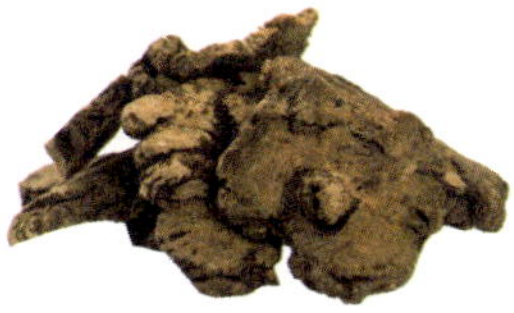
川芎

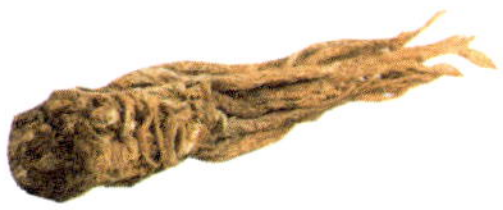
当归

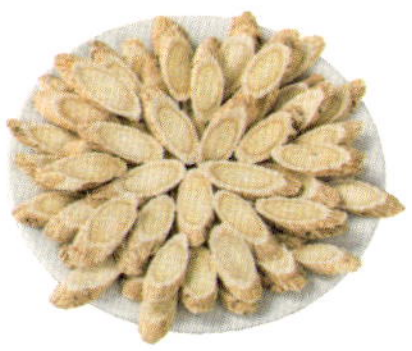
黄芪

【通乳丹】人参 30 克，黄芪 30 克，当归 60 克，麦冬 15 克，木通 0.9 克，桔梗 0.9 克，七孔猪蹄 2 个。

母乳喂养中的中药汤剂（二）

乳房胀痛是宝妈们在哺乳期和回奶阶段一般都会有的痛苦经历，如果由于亲喂间隔时间过长或排奶不及时造成急性乳腺炎，更是苦不堪言。现在哺乳期的妈妈一般吃的都比较好，三餐营养丰富，有利于奶水分泌，也往往不易短时间内自然回奶。

中医理论认为，乳汁是人体气血所化生，通过经气运行，用药物调节经气，能够有效控制乳汁的分泌。常用于回奶的方法除了内服汤药外，还可以用生麦芽、炒麦芽煎汤代茶饮，用芒硝、通草、粗盐外敷（将中药包以环形包绕乳房，避免压住乳头，每次热敷 20 分钟），都有一定的回乳消胀、软坚散结的作用。

中医文献记载的代表方剂有：

【免怀散】当归尾 9 克，红花 9 克，赤芍 9 克，川牛膝 15 克。

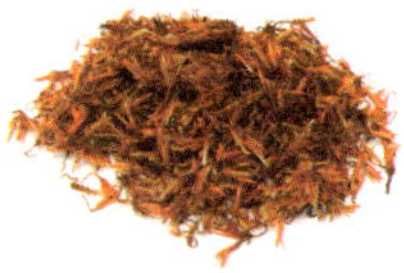
红花

敲黑板

中药回奶的效果因人而异，并且以上中药方剂都要在中医医师的指导下服用或使用。在回奶期宝妈应注意饮食，少吃下奶的荤腥汤水，如鲫鱼汤、猪蹄汤等；忌食辛辣刺激的食物，以清淡饮食为宜；注意休息，保持心情舒畅，忌愤怒或情绪过激；回奶期乳房胀痛属正常现象，无须过度紧张；如出现发热、乳房红肿坚硬、疼痛剧烈等情况，可能是急性乳腺炎，需及时就医，然后采取相应的治疗措施。

母乳喂养中的中药膏剂

中药膏剂属于中医里丸、散、膏、丹、酒、露、汤、锭 8 种剂型之一，具有口感好、服用方便的特点。膏方一般由 20 味左右的中药组成，具有很好的滋补作用。在通经下乳的中药中加入红糖和蜂蜜煎成膏剂，每日早饭、晚饭后 30 分钟服用，一次 20 毫升，温开水冲服，同时可配合饮食疗法及乳房按摩。需要注意的是，患有糖尿病或者糖耐量异常的宝妈要谨慎服用。

母乳喂养中的中药食疗方

药膳是中医学的重要组成部分，食材与药材完美结合、相得益彰，既有营养，又能发挥中药的功效。需要注意的是，一般产后宝妈们的脾胃功能都比较虚弱，过度进补反而会给脾胃带来负担，因此食疗不宜太过滋腻，也不宜大量服用。

◎黄芪通草鸡

准备炙黄芪 20 克，通草 6 克，母鸡 1 只。将鸡净膛后切块，再将黄芪、通草洗净放入，撒上细盐，淋入黄酒 1 匙，旺火隔水蒸 3~4 小时，空腹吃。本方可以补气养血通乳。

◎猪蹄通草粥

准备猪蹄 2 只，通草 6 克，漏芦 15 克，大米 100 克。将猪蹄洗净切块，通草、漏芦煎汤代水，与猪蹄、大米煲粥，粥熬好后加葱白 2 根，油、盐少许调味，分次服食。本方可以疏肝理气、通经下乳。

不喜荤腥的宝妈可以尝试用漏芦、通草搭配时鲜蔬菜熬汤服用。

母乳喂养中的穴位针刺方

针刺法是专业医师在中医理论的指导下，将毫针按照一定的角度刺入宝妈体内，运用手法来对特定部位（穴位）进行刺激从而达到疏调气血、通经下乳、回奶消胀的目的。

透刺特定经穴并留针 30 分钟，有助于乳房内汁液排泄通畅，达到回乳的效果。此法的取穴位置一般为手腕部。

母乳喂养中的穴位艾灸方

利用艾条燃烧产生的艾热刺激宝妈身体上可通乳消胀的穴位或特定部位，激发经络之气，调节身体状况；艾灸可以活血行气、消散结块、畅通经络，其作用机制与针灸有相近之处，并且与针刺有相辅相成的治疗作用。此方法具有操作简便、价格低廉的优势，宝妈在家就可以轻松操作，但一定要注意艾条与皮肤表面的距离和操作时间，避免烫伤。此方法可以与乳房按摩配合进行。

母乳喂养中的拔罐方

拔罐治疗不但可以对肌肉关节起到松解的作用，还可以改善宝妈体内血液循环，达到宣通气血、促进泌乳的效果，但一般要与其他方法（如艾灸）相配合。拔罐部位为乳房局部及肩井、天宗穴，以及督脉、膀胱经循行线；拔罐方法主要为闪罐法、留罐法、刺血拔罐法、走罐法。对非专业人士来讲，火罐有一定的危险性，妈妈们在家中可以选择更易操作的真空罐。

母乳喂养中的耳穴贴压方

耳穴诊治起源于中国，《黄帝内经》和历代中医著作，对耳朵与经络、脏腑的关系和通过耳朵诊治疾病做了很多记载。理论基础坚实，耳穴贴压和耳部针刺等方法的临床治疗效果也较为显著。

耳穴贴压是用胶布将表面光滑近以圆球状或椭圆状的中药——王不留行籽等，贴于小块胶布中央，然后准确地粘贴于耳郭上相应的穴位或反应点，通过刺激达到疏通经络，调整宝妈内在脏腑功能，达到促进乳汁分泌、缓解乳房胀痛的一种中医外治方法。

常用的穴位有内分泌穴、乳腺、皮质下、交感等穴。专业中医医师还会根据宝妈的具体情况，选配一些脏腑对应的穴位。

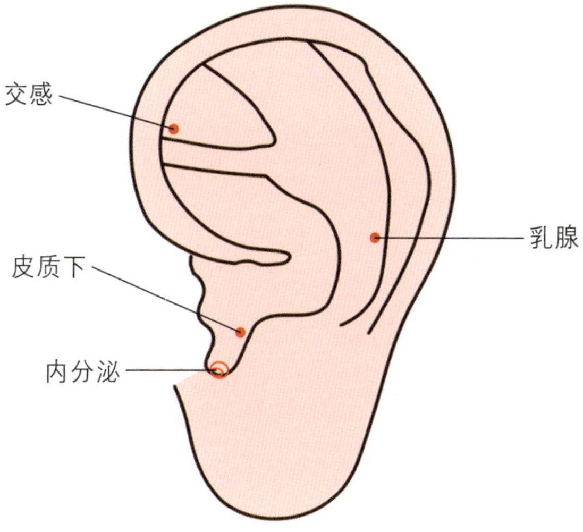

适度的揉、按、捏、压会使耳部产生酸、麻、胀、痛等刺激感应，此方法简单，宝妈易于操作。一般每个穴位每次需要持续按压 1~2 分钟，每天 3~5 次，3~5 天为 1 个疗程，两个耳朵交替进行或同时进行。

母乳喂养中的推拿按摩方

推拿按摩法主要是以按、揉等特定手法刺激宝妈乳房、肢体和背部的穴位，达到疏通乳腺、通经行气促进乳汁分泌、缓解乳房胀痛的作用。

常用的通乳消胀穴位有玉堂、膻中、乳根、天池、天溪、屋翳、肝俞、脾俞、肾俞、渊腋、曲池、合谷、足三里等。

一般常用按摩手法有 10 余种，取穴定位及力度都有要求，专业医师操作可以达到更好的治疗效果。宝妈们在不便于求医的情况下在家中进行推拿按摩，也能起到一定的作用。

以下列举几个易于宝妈自己操作的穴位，可用指腹按揉，每次 3~5 分钟，每日 1~2 次。

【膻中穴】在胸部前正中线上，两乳头连线的中点。

【乳根穴】乳头直下，乳房根部。

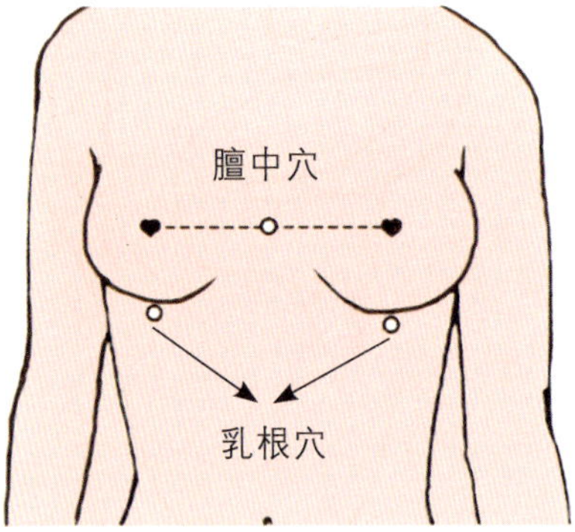

【足三里穴】位于小腿外侧，距膝盖凹陷处四横指。

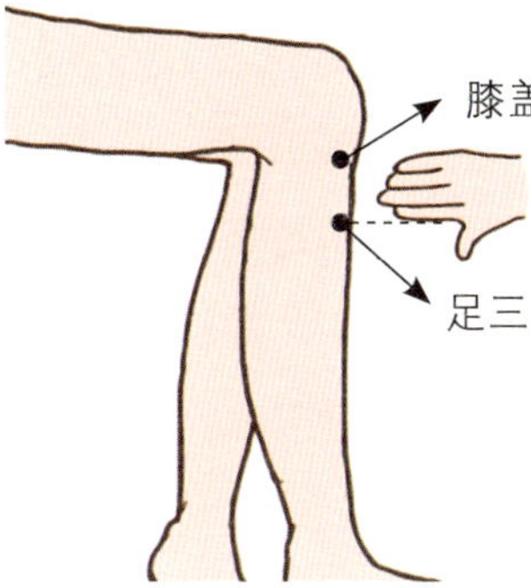

宝妈们在哺乳的过程中，经常会有乳汁淤积的情况，也就是我们常说的“堵奶”。常常表现为：刚开始乳房会出现肿块（肿块地方摸着会比其他地方韧一些、厚一些），随着肿块增大，乳房开始疼痛，如果不加以干预，肿块表面的皮肤就开始红肿，宝妈就容易出现乳腺炎的症状。其实，在堵奶不严重的时候，宝妈可以试着采取以下方法疏通乳汁，如果按摩后，乳房胀痛感未得到缓解，建议尽快前往医院治疗。

小课堂：疏通淤积的乳汁有办法

（1）用提捏手法刺激乳头，诱发泌乳反射。

（2）在乳房上涂上乳汁或者润滑油开始按摩。

（3）双手从乳房四周向乳头方向推进，力度由小变大，以不疼为宜，促进乳汁排出。先疏通健侧乳房，再疏通患侧乳房。

（4）在疏通的过程中，要先排肿块前方到乳头的区域，再排肿块周围的区域，最后排肿胀疼痛的部分。

母乳喂养中的刮痧方

刮痧是传统的中医外治法之一，以中医皮部理论为基础，借助一些器具（如牛角、玉石等）在皮肤相关部位刮拭，可以达到疏通经络、活血化瘀的目的。但是如果消毒不严格或者操作不当，很容易造成感染。哺乳期妈妈刮痧对宝宝没有什么影响，可以继续哺乳，但要保暖，注意不要受凉。还要注意的是，体质虚弱或有血小板减少等出血倾向的人不宜进行刮痧。

第五部分

了解辅食添加

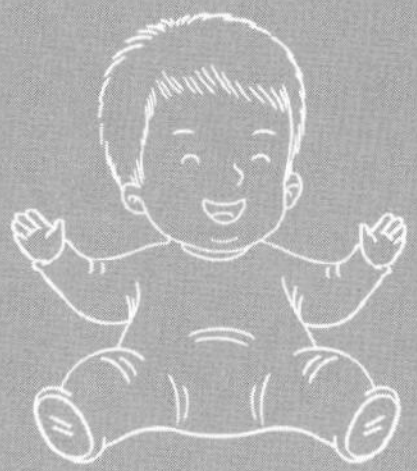

辅食添加对宝宝的生长发育十分重要

婴幼儿处于快速生长发育阶段，其进食、消化和吸收能力在快速发展，膳食状态和饮食行为也在不断变化。6 月龄后，母乳虽然仍是宝宝重要的营养来源，但单一的母乳喂养已经不能完全满足宝宝对于能量和营养的需要，特别是铁、蛋白质、维生素 A 等营养素的缺乏日益明显，必须适时为其添加营养丰富的食物。因此，必须对 6 月龄后的宝宝添加辅食。

◎添加辅食能促进宝宝的口腔发育

宝宝在纯母乳阶段，其口腔运动主要是吸吮和吞咽。而添加辅食后，则会直接改变原有的进食方法，宝宝需要先咀嚼食物才可以吞咽。咀嚼食物的能力至关重要，因为其会增强孩子上下颌的咬合力量，促进宝宝牙齿发育得更加整齐美观，还会优化宝宝脸部肌肉线条的发育。

◎添加辅食能促进宝宝的胃肠道发育

与母乳相比，辅食的成分会更加复杂。及时为宝宝添加辅食能促进其体内消化酶的成熟，有效促进宝宝的胃肠道和代谢功能的发育。

◎添加辅食能促进宝宝进食技能的学习

在最初给宝宝添加辅食时，就要为其准备专用的小碗和小勺子，认真陪伴宝宝一步步学会进食。另外，还要注重宝宝口腔的清洁，在宝宝吃完辅食后，要帮助其清洁牙齿。可采用纱布擦拭牙齿。

◎添加辅食能培养宝宝对食物的认知

添加辅食时，家长可逐步为宝宝选择丰富多样的食物，这样可以在喂食时，通过向宝宝介绍不同的食物，帮助宝宝建立对食物的丰富认知。

婴幼儿辅食添加的原则

每个宝宝的发育程度和对食物的接受程度都有差异，宝妈们在添加辅食的过程中要循序渐进，在坚持以下原则的基础上，根据宝宝的自身情况灵活调整。

◎从少到多

宝宝食量较小，一次喂辅食的分量不要太大，可从刚开始的 1 勺逐渐增加。开始时一天喂一餐，再逐渐增加为两餐、三餐。要根据各自宝宝的咀嚼和消化状况选择食物的性状和量，不要和别的宝宝比较。

◎从一种到多种

宝宝刚开始吃辅食时，一次只给宝宝尝试一种食材，若宝宝接受良好，可在喂食一周后再添加另一种新食物；若宝宝出现异常，暂停喂食。这样可以刺激孩子味觉的发育，也可以了解孩子是否会出现食物过敏。

◎从细到粗

一般从泥状、糊状的食物过渡到碎末状的食物，可以帮助孩子学习咀嚼。

◎从稀到稠

刚开始添加辅食时，冲调要偏稀一些，之后再逐渐过渡到糊状，不断加稠，这样有助于宝宝消化吸收。

◎从软到硬

随着孩子年龄的增长，要慢慢增加食物的硬度，这样可以促进宝宝的牙齿萌出和咀嚼功能的形成。

◎每餐食材丰富，营养均衡

当宝宝适应了多种食材后，为其准备的辅食应该含有主食、菜、肉，主食占一半左右。

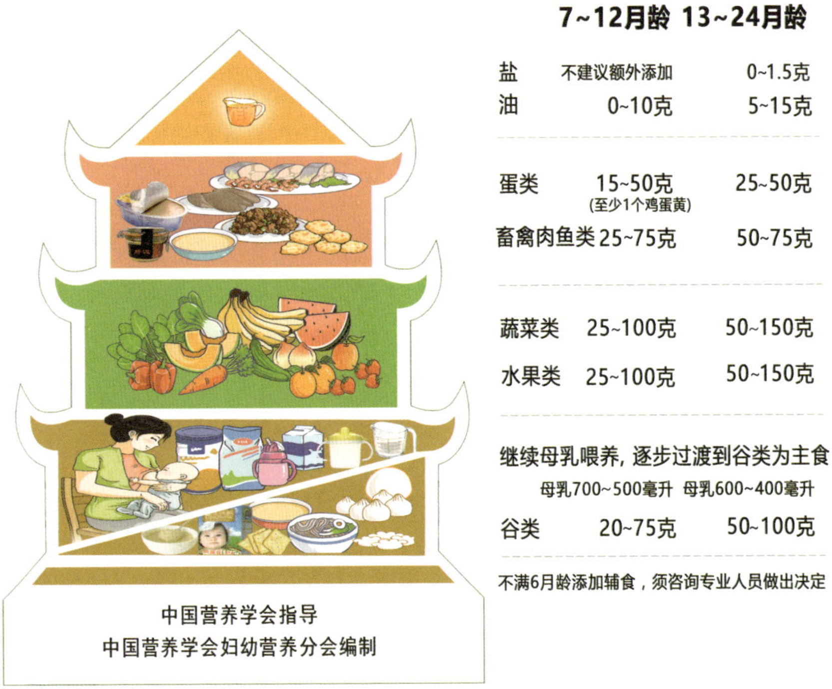
7~12月龄 13~24月龄
盐 不建议额外添加 0~1.5克
油 0~10克 5~15克
蛋类 15~50克 (至少1个鸡蛋黄) 25~50克
畜禽肉鱼类 25~75克 50~75克
蔬菜类 25~100克 50~150克
水果类 25~100克 50~150克
继续母乳喂养，逐步过渡到谷类为主食
母乳700~500毫升 母乳600~400毫升
谷类 20~75克 50~100克
不满6月龄添加辅食，须咨询专业人员做出决定
中国营养学会指导
中国营养学会妇幼营养分会编制

中国 7~24 月龄婴幼儿平衡膳食宝塔（2022）

什么时候可以开始给宝宝添加辅食

一般情况下，宝宝要满足以下 4 个条件才能开始添加辅食：

◎体重达标

大多数宝宝在 6 个月时，体重达到出生时的 2.5 倍左右，且已经准备好接纳固体食物。

◎头颈控制能力好

宝宝的头颈控制能力良好，坐在餐椅中能很好地把头竖起来。

◎对吃东西有兴趣

宝宝看到大人吃饭时，表现出强烈的兴趣和渴望，当大人把食物送到其嘴边时，宝宝会张开嘴巴。

◎挺舌反射消失

给宝宝喂食时，不再有挺舌反射，能用嘴包住勺子并把食物吃进嘴里。

敲黑板

“6 个月”并不是添加辅食的硬性标准！

每个宝宝发育不同，添加辅食的时间也会有所不同。而当宝宝发出上述信号时，宝妈就可以考虑给宝宝添加辅食啦！

添加辅食前的准备工作

◎营造适宜的进餐环境

良好的进餐环境，能够让宝宝在吃辅食的时候，更为专心致志，而合适的餐具则会让宝宝对吃饭更感兴趣。

· 固定地点

给宝宝添加辅食，不能像喂奶一样随意。宝宝吃辅食需要固定地点，让宝宝有吃饭的仪式感，养成良好的用餐习惯，从一开始就习惯在固定的地点吃饭，避免以后出现追着喂的情况。最好给宝宝使用餐椅，不要让宝宝坐在家长怀里吃饭，那样也不利于宝宝养成良好的用餐习惯。

· 进餐环境

为了让宝宝能够更专心地吃饭，需要保持较为安静的环境，避免有其他的声响或者事物去吸引宝宝的注意力。

· 他人示范

辅食添加是宝宝从吃奶向吃饭的过渡阶段。让宝宝从吃奶的模式走向吃饭的模式，也是需要学习的。宝宝吃辅食的时间，可以和家长吃饭的时间一致。看到家里人吃饭，宝宝会更有兴趣，而且家长在吃饭的过程当中也可以给宝宝做示范。

◎餐具的选择

· 合适的餐具

给宝宝选择餐具，要符合孩子的月龄特点。比如 6~8 个月宝宝，因为刚添加辅食，需要给宝宝选择柔软、小头的硅胶小勺。这样不会担心碰疼宝宝的嘴，而且这种勺子较小，很适合宝宝刚开始的食量。

· 安全的材质

给宝宝选择餐具，要选择安全的材质。宝宝的勺子和碗，要选择无毒无异味，耐摔耐高温的材质。宝妈们可以根据需求来选择。

◎辅食工具的选择

宝宝吃辅食时，很容易把饭菜弄到身上，宝妈们可以准备防水的小围兜给宝宝戴上，这样可以方便清洁。在宝宝刚添加辅食的时候，就给他带围兜，可以让宝宝养成带围嘴吃饭的习惯，那样在他以后独立吃饭的时候，再戴围兜就不会抗拒了。

想让宝宝成功地接受辅食，宝妈们需要有耐心，也需要有技巧。以上这些准备工作中的小细节，宝妈们不要忽视。

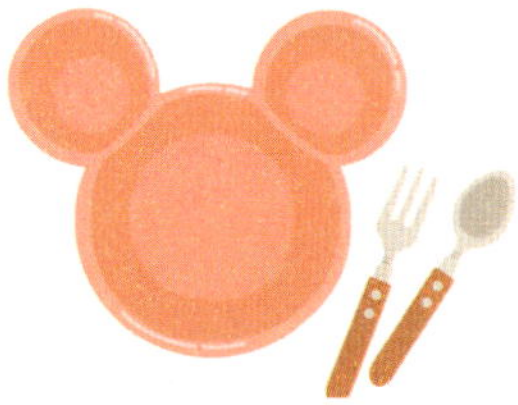

餐具

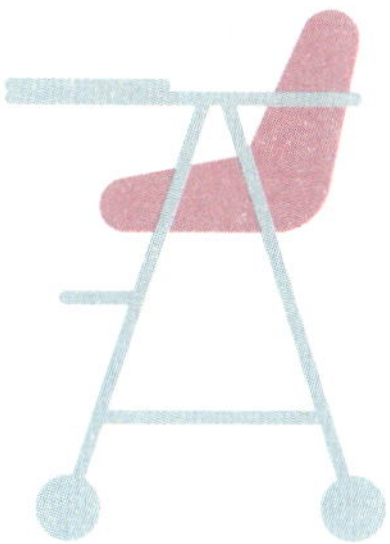

餐椅

围兜

从添加辅食起，培养宝宝养成良好就餐习惯

◎添加辅食最好定时、定点、定量

这个没有量化的指标，只要在合适的范围内就可以。最好在某个时间段，坐在相同的位置吃饭，不要饥一顿、饱一顿，不要挑食。

◎手脸干净

进餐前，要帮助宝宝清洁小手和小脸，戴上围嘴。

◎环境安静、无干扰

宝宝吃饭的环境要比较安静，要尽量减少电视、手机、玩具和家人等的干扰。

◎限定用餐时间

宝宝吃饭要细嚼慢咽，但不要拖沓。最好限定每次用餐的时间，超过时间后，就收掉食物和餐具，让宝宝离开餐桌；不要怕宝宝吃不饱，而给其准备很多零食。

◎注重口腔卫生

饭后，宝妈们一定要帮助宝宝清洁口腔。

敲黑板

保护宝宝的乳牙很重要！

宝宝吃完辅食后，嘴里的食物残渣会影响口腔洁净和牙龈发育，宝妈要帮助宝宝及时清洁口腔。可先用清水让宝宝漱口，再选用儿童牙刷或无菌纱布清洁，尤其是靠近龈缘处的位置更要认真清洁。

辅食食材多样化，营养才能更丰富

给宝宝的食物一定要多样化，这样宝宝才能获得更丰富的营养。

各类食物富含的营养成分

分类	富含营养成分	食物
谷薯类	碳水化合物	面粉、大米、小米、土豆、红薯等
肉类	优质蛋白质、脂溶性维生素和矿物质	畜肉（猪肉、牛肉）、禽肉（鸡肉）、鱼类及其动物内脏等
蛋类	优质蛋白质、脂溶性维生素和矿物质	鸡蛋、鹌鹑蛋、鸭蛋等
奶类	优质蛋白质、钙	牛奶、羊奶、酸奶、奶酪等
豆类	优质蛋白质、维生素	黄豆、红豆、绿豆等豆类，豆浆、豆腐、豆沙等豆制品
蔬菜类	维生素、膳食纤维	菠菜、西蓝花、胡萝卜、南瓜、黄瓜等
水果类	维生素、膳食纤维	苹果、香蕉、西梅、哈密瓜、火龙果等
坚果、食用油类	脂肪	黑芝麻、核桃仁、腰果和花生仁等

不同月龄的宝宝辅食性状也要循序渐进

随着宝宝月龄的增加，其口腔和胃肠等器官的结构和功能也在不断发育，辅食性状和质地应由稀到稠、由细到粗，从肉泥、菜泥等泥糊状食物开始，逐渐增加食物硬度和颗粒大小，过渡到肉沫、碎菜等半固体或固体食物。

食物性状随月龄不断变化

谷类：米糊→稠粥→软饭→米饭

蔬菜类：蔬菜泥→蔬菜蓉→蔬菜碎→剪碎的菜

水果类：果泥→果蓉→剪碎的、软软的水果→小块水果

肉类：肉泥→肉末→剪碎的肉→小块的肉

第一顿辅食对宝宝至关重要

宝宝的第一顿辅食很重要，因为这是他们从奶粉或母乳过渡到成人固体食物的第一步。

第一次添加辅食越顺利，宝宝对辅食的接受度也会越高。因此，建议宝妈做好准备，挑选好时间，让宝宝在轻松、安静、愉快的氛围中尝试辅食。

◎仪式感

第一顿辅食要有仪式感：在固定的吃辅食位置，给宝宝戴上围嘴，用宝宝专属的碗和勺子盛好美味的辅食，摆上餐椅，让宝宝熟悉这个吃饭流程。

◎单独做

第一顿辅食一定要单独给宝宝做，不能将大人吃的饭菜直接喂给宝宝。因为大人的食物一般调料重、油重，而宝宝的味觉非常敏感，如果过早地给宝宝吃大人的食物，导致其味觉提前发育，后续就不容易接受清淡的辅食了。

◎愉悦地进餐

第一顿辅食要让宝宝愉悦地接受，不要强迫其吃。宝妈可以在喂辅食的过程中摸索合适的辅食温度、喂养频次等。

敲黑板

第一顿辅食重在宝宝愉快的体验，而不一定要看宝宝到底吃进去多少食物。

宝宝辅食从富含铁的泥糊状食物开始

婴儿出生 6 个月后，体内的铁储备用完，从母乳中获取的铁已经不能完全满足身体需求，需要通过母乳以外的食物获得。此时，即使给母乳喂养的宝妈补充铁剂，也几乎不能增加母乳中的铁含量！

所以，首次给宝宝添加辅食，建议从富含铁的泥糊状食物开始，如强化铁的婴儿米粉、肉泥等。强化铁的婴儿米粉与婴幼儿配方乳一样，是专为婴幼儿设计的营养均衡的辅食，其中添加了这个年龄段宝宝生长发育必需的多种营养元素，包括蛋白质、脂肪、维生素、DHA、膳食纤维、钙、铁、锌等，营养成分比较全面，更能满足宝宝生长需求。

敲黑板

我国 7~24 月龄婴幼儿贫血高发，铁缺乏和缺铁性贫血会损害婴幼儿认知发育和免疫功能。

添加富含铁的泥糊状食物是保证婴幼儿铁需要量的主要措施。

含铁丰富的食物有瘦猪肉、牛肉、动物肝脏、动物血等。这些食物的含铁量高且所含的铁容易被人体吸收利用，是人体铁的最佳来源。

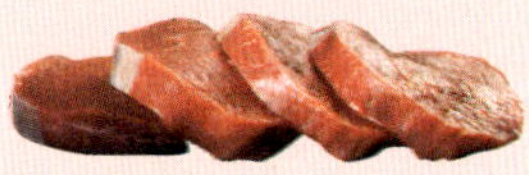

蛋黄中的铁含量也较高，但吸收率不如肉类。

婴幼儿配方奶粉和强化铁的婴儿米粉中往往增加了铁，但吸收率相对较低。

菠菜等绿叶菜中的铁含量较高，但吸收率不是很好。

宝宝容易对哪些食材过敏

婴幼儿时期，90% 的食物过敏与以下食物有关。花生、坚果类过敏可持续数年，甚至成年后还继续过敏。

◎奶及奶制品

奶是膳食中钙和蛋白质的良好来源，但奶及奶制品中的酪蛋白、乳清蛋白是宝宝最常见的过敏原之一。常见食物包括牛奶、羊奶、酸奶等液体奶类，乳粉类，炼乳类，干酪类及其他奶制品类。

◎蛋及蛋制品

鸡蛋中的过敏原多存在于蛋清中，如卵清蛋白、卵黏蛋白、卵传铁蛋白、溶菌酶，加之宝宝消化道的黏膜屏障尚未发育完全，容易引起过敏。常见的蛋制品为皮蛋、茶叶蛋、蛋黄酱、蛋糕、蛋挞等。

◎水产品类

水产品中的小清蛋白、原肌球蛋白、精氨酸激酶、胶原蛋白等是主要致敏原物质，与其他食物引起的过敏不同，水产品过敏有明显的个体差异，不同人对同一种水产品过敏症状的持续时间也有差异。常见的水产品有金枪鱼和三文鱼等鱼类，虾、蟹、扇贝等甲壳类，紫菜和海带等藻类。

◎谷类和薯类

不同种类的小麦蛋白有可能导致过敏。山药、芋头等薯类因其黏液有致敏性，接触皮肤后，易瘙痒过敏。常见的谷薯类有小麦、大麦、燕麦和红薯、土豆、山药、芋头、木薯等。

◎大豆坚果类

大豆是一种常见的过敏原，大豆中的种子储藏蛋白是引起过敏的主要成分。生吃坚果也容易导致过敏，如花生中的花生蛋白就是常见且致敏性强的过敏原。常见的易过敏的大豆坚果类还有杏仁和腰果等。

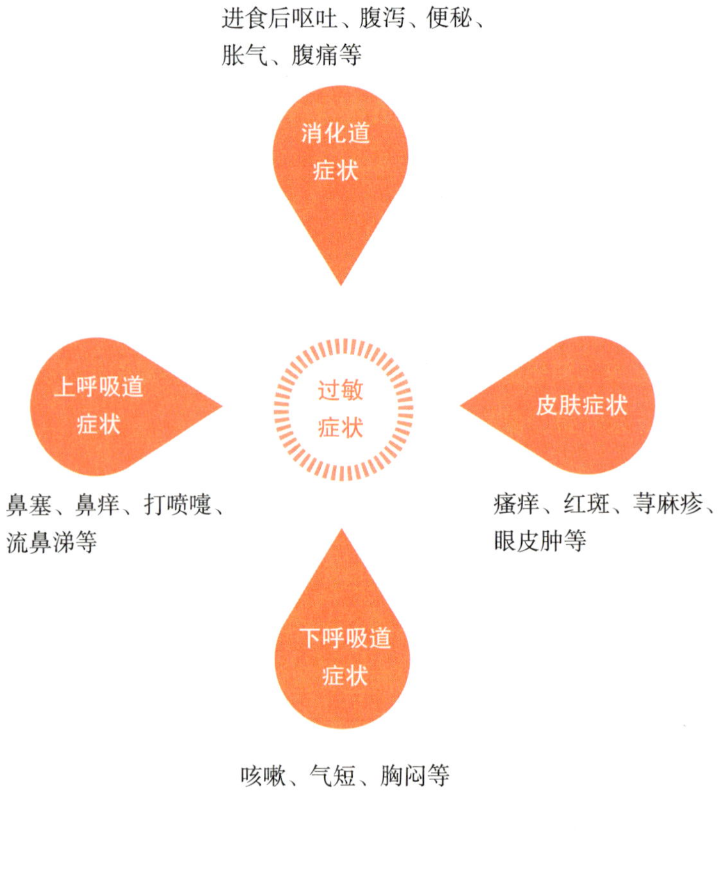

添加辅食和喝奶怎样平衡

（1）在刚开始给宝宝喂辅食时，可能只有 1 勺或者几勺，无法满足宝宝的需求，建议给宝宝喂完辅食后再接着喂奶。等宝宝 9~10 个月，辅食可以单独作为一餐时，就不要在辅食后加奶了。

（2）7~24 月龄的婴幼儿应继续母乳喂养。母乳仍然是 6 月龄后婴幼儿能量的重要来源，可为 7~12 月龄的婴儿提供总能量的 1/2~2/3，能为 13~24 月龄的幼儿提供总能量的 1/3。在添加辅食初期，宝妈们不要主动地减少喂奶量。

（3）建议宝宝 1 岁后再喝纯牛奶或者酸奶。因为 1 岁以内的宝宝肠胃比较脆弱，不容易消化这类食物，也容易对牛奶蛋白过敏。

（4）虽然对 1 岁半以上的宝宝来说，奶类已经不再是他们的主食，但还是建议宝宝坚持喝奶，更有效地促进身体发育。

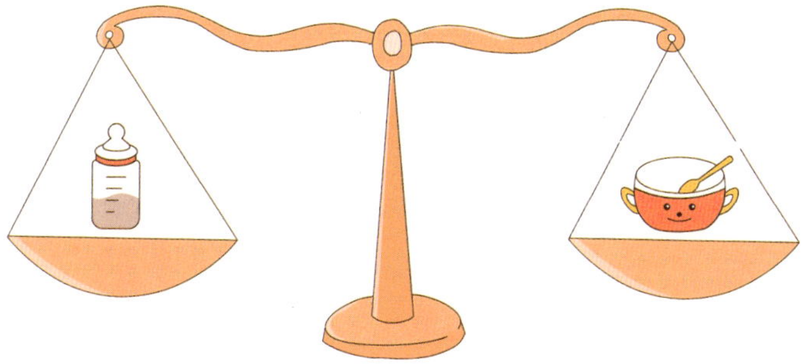

喂养平衡秤

如何判断宝宝辅食吃得好不好

宝宝辅食吃得好坏，宝妈们可通过其生长曲线来判断。

宝宝的生长情况包括身高、体重、头围、前囟门闭合情况、出牙等方面。宝妈们可参照中华人民共和国卫生行业标准《7 岁以下儿童生长标准》，连续观察并记录宝宝的身高、体重、头围等指标的变化，动态了解宝宝的生长发育情况。

敲黑板

生长数据正确的使用方法!

（1）只和自己宝宝之前的数据情况对比，不要和其他宝宝对比。每个宝宝的饭量、消化能力和代谢能力都不相同，生长趋势自然也存在差异。

（2）不要局限于一次的生长数据。生长曲线不是以点状来进行评判，而是通过连续的动态观察来判断宝宝的生长情况，只要宝宝的生长曲线轨迹维持在某一个水平，就说明其生长正常。若突然出现生长过快、过慢的情况，都需要及时与医生沟通。

辅食的储存

宝宝胃口比较小，宝妈们每做一次辅食，往往够宝宝吃好几顿，那么，正确储存辅食就显得尤为重要。

宝妈们在做完辅食后，要尽量在 2 小时内把剩余辅食冷却并储存起来。

（1）把冷却后的辅食装进干净的盒子里，密封，放进冰箱冷藏。一般可保存 2 天左右。

（2）若准备的辅食较多，适合宝宝吃很多顿，也可以根据宝宝的饭量，将辅食分装成袋，写上制作日期，放进冰箱冷冻。一般可保存 2 个月左右。

（3）烹饪过的蔬菜，一般不建议储存，最好随做随吃。

辅食的再加热

对于储存的辅食，宝妈们不要直接拿给宝宝吃，而应该按以下步骤进行操作：

（1）冷冻过的辅食，建议在前一天晚上，将其放入冷藏室解冻，也可以将冷冻袋放入冷水中解冻。不要将冷冻袋直接放在室温解冻或者放入温水中解冻，这样都可能滋生细菌。

（2）冷藏过的辅食或者解冻后的辅食，一定要彻底加热才可食用。

敲黑板

解冻后的食物若一次没有吃完，也不要再冷冻、加热，应尽快处理。

辅食添加莫焦虑

自从当了妈妈，无论以前自己多么的随性而为，多不讲究，面对宝宝，宝妈们常常会为了一点小事而纠结。宝宝吃得怎么样？多了还是少了？吃多了会不消化么？吃少了会不会抵抗力下降？等等。辛酸坎坷，五味杂陈，大抵是不当妈妈的人无法理解的。

一堆问题积聚在心里该怎么解决？“顺应喂养”可能是解决焦虑的一剂良药，也是每一个妈妈都应该了解的一个新概念。

小课堂：顺应喂养

顺应喂养(responsive feeding)是在顺应养育(responsive parenting)模式框架下发展起来的婴幼儿喂养模式，也是越来越多专业人士推荐的喂养方式。

顺应喂养要求：父母应负责准备安全、有营养的食物，并根据婴幼儿需要及时提供；父母应负责创造良好的进食环境，而具体吃什么、吃多少，则应由婴幼儿自主决定。在婴幼儿喂养过程中，父母应及时感知婴幼儿发出的饥饿或饱足的信号，充分尊重婴幼儿的意愿，耐心鼓励，绝不能强迫喂养。父母应保持自身良好的进食习惯，成为婴幼儿的榜样。

第六部分

辅食添加的常见误区

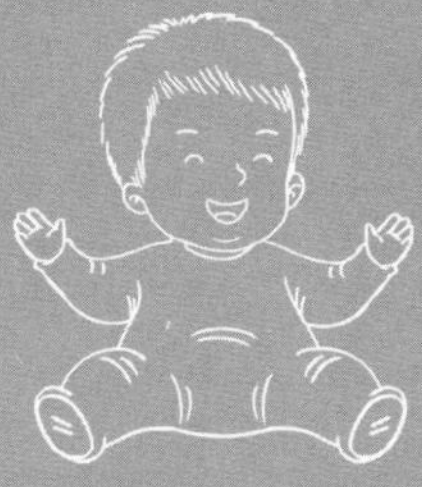

4个月就添加辅食，宝宝会长得更好

答：并不是！宝宝添加辅食最好从6月龄开始。

因为宝宝比较小，生长发育比较快，新陈代谢比较旺盛，但是消化功能还没有完善，如果过早添加辅食容易导致宝宝对食物不耐受，有部分宝宝会出现过敏现象，对宝宝的生长发育不利。所以目前来说，6月龄以上再逐渐添加辅食比较得当。

4个月的宝宝应该首选母乳，并且按需哺乳。

宝妈们应尽量多吃新鲜的蔬菜、水果，保证充足的睡眠，保持心情开朗，这对宝宝的生长发育是很有帮助的。

母乳或配方奶粉喝得好，就不用添加辅食了

答：并非如此！添加辅食是必需的。

宝宝出生6个月后，母乳或奶粉提供的营养与婴儿所需的营养之间出现差距。在继续母乳喂养或者奶粉喂养的同时，宝宝需要吃辅食来补充能量（尤其是铁元素）。而且为了宝宝的吞咽功能和胃肠道功能健康发育，乳牙顺利萌出，及时添加辅食也是必要的。

不同质地、不同味道、不同颜色的辅食对宝宝的感知觉是良好的刺激，有助于宝宝神经系统的发育。添加辅食也有助于宝宝后期内心接受断奶。

若过晚添加辅食，宝宝可能会出现营养不良的风险，特别是缺铁性贫血，还可能出现偏食、厌食等喂养困难的问题。

添加辅食后，母乳和奶粉就不重要了

答：这个想法不对！即使引入了辅食且宝宝接纳优良，仍然应当坚持母乳或奶粉喂养。

对于 1 岁半以内的宝宝来说，母乳和配方奶粉仍然是宝宝的主食。对于 1 岁半以上的宝宝来说，母乳和奶粉也是宝宝重要的能量来源。因为母乳和奶粉中大量的营养物质对宝宝的身体有很大的帮助，辅食不能完全代替母乳和奶粉的营养成分。如果不吃母乳或者奶粉，容易造成宝宝营养不良。

另外，之所以添加一些辅食，主要是让宝宝能够适应除母乳和奶粉以外的其他食物，可以让宝宝的消化系统逐渐完善，让宝宝可以顺利过渡到吃五谷杂粮的阶段。

宝宝第一口辅食一定要选蛋黄

答：并非如此！宝宝第一口辅食确实应该是富含铁元素的泥糊状食物，但加蛋黄不是最佳选择。

因为，蛋黄中的铁属于非血红素铁，对宝宝来说很难吸收，而且蛋黄是最容易导致宝宝食物过敏的食材之一。所以，蛋黄不应作为最初的辅食。

宝宝的第一口辅食，应以补铁、易消化、不过敏等为原则，所以富含铁的泥糊状食物（如强化铁的婴儿米粉、肉泥）才是最优选，其铁含量高，又不容易引起过敏。

另外，果汁、菜汁等也不能在最初阶段作为辅食添加，而要在宝宝添加辅食的过程中，根据宝宝的具体情况慢慢添加。

米汤易消化，比米粉更有营养

答：不是这样的！米粉里面的营养会比米汤更全一些。

因为大米的主要成分是淀粉，其本身蛋白质含量并不高，再把它熬成汤，其营养价值就更低了。

日常生活中，宝宝喝米汤，基本就是喝水喝饱了（米汤含水多），并没有全面摄入营养和热量，长此以往，不利于宝宝身体发育。所以，宝妈为宝宝准备辅食时，米汤和米粉都应该选择，但米粉会让宝宝营养更全面。

添加豆制品会导致宝宝性早熟

答：并不会！

大豆含有丰富的蛋白质、不饱和脂肪酸、碳水化合物、钙、钾和维生素 E 等，营养价值极高，大豆中的大豆异黄酮属于植物雌激素，能促进植物生长、开花、结果。虽然说，过量摄入外源性的雌激素会增加患子宫内膜癌以及乳腺癌的风险，但大豆异黄酮与人们所说的雌激素区别较大，大豆异黄酮易于分解，不会在体内蓄积，没有外源性雌激素那样的毒副作用。

令人惊喜的是，给宝宝添加豆制品，不仅不会致癌、导致性早熟，反而还会帮助宝宝预防很多疾病。

敲黑板

豆制品中蛋白质的质与量都可与动物蛋白相媲美。

豆制品种类繁多，食用很方便。常见的豆制品有：豆腐、豆浆、豆腐干、腐竹等。

自制米粉更有营养

答：并不是！

刚添加辅食的宝宝急需补铁，辅食便是很好的铁元素来源。自制米粉的铁含量很低，需要通过其他食物来给宝宝补充其身体所需的铁元素，如肉泥等。

市面上销售的强化铁米粉，里面添加了适量的铁元素，可以满足宝宝身体所需。但是，随着宝宝身体发育，对铁的需求量越来越高，而米粉中的铁含量有限，所以还需要及时给宝宝添加肉泥。

另外需要注意的是，自制米粉不能确保卫生、安全，在制作过程中还容易营养流失，造成营养单一，所以不建议给宝宝食用。

辅食越烂，宝宝越容易消化

答：并非如此！

辅食添加不仅是为了给宝宝补充母乳以外的营养，同时还兼具着锻炼宝宝咀嚼能力、吞咽能力，语言发育，适应成人食物能力的使命。如果一直给宝宝食用过于软烂的食物，不但会影响宝宝的咀嚼能力，阻碍其消化功能的发育，还可能导致宝宝在断奶后排斥半固体或固体食物。

随着宝宝月龄的增长，宝妈制作辅食时应尽量遵循由软烂到浓稠、由精细到平常的原则，在不同月龄段选择合适的辅食状态。

敲黑板

如果1岁的宝宝还不会咀嚼食物，宝妈就可以在宝宝面前做出很夸张的咀嚼食物并很享受的样子，这样宝宝就会模仿，并在一次次实践中学会咀嚼。

给宝宝做辅食时不能添加油

答：不是！宝宝辅食中可以适量加点油。

很多家长认为，吃油是一件“重口味”的事情。其实，宝宝从母乳开始就摄取油脂了。因为婴幼儿的大脑发育、神经系统发育都离不开脂肪酸的参与，油脂中就含有人体所必需的不饱和脂肪酸成分。

在添加辅食的早期（6~8 月龄），通常不用添加油。但后期（8~12 月龄）可以加少量的食用油，比如大豆油、葵花籽油、橄榄油、核桃油、芝麻油等。少量的油不会对宝宝造成不好的影响，反而会让宝宝吃得更好、更开心。

喝肉汤比吃肉更有营养

答：并非如此！

无论是猪肉、鸡肉、牛肉，还是鱼肉，它们的营养都主要存在于肉和脂肪中，肉汤（鸡汤、鱼汤、排骨汤……）没有想象的那么有营养，还可能会加重宝宝的口味，影响他们味觉的发育，容易导致宝宝挑食、偏食。另外，久煮的肉汤里嘌呤含量高，容易导致宝宝尿酸高，甚至引发痛风和结石。如果实在想让宝宝喝肉汤，建议不要给汤里加盐，尽量同时实现喝汤、吃肉。

敲黑板

在熬肉汤的过程中，只有很少部分可溶性的物质（游离氨基酸、B 族维生素、肌浆蛋白、脂肪酸、钾元素等）会溶解在汤中，而大部分的蛋白质、钙、铁等元素很难溶解！可见，肉汤并没有想象的那么有营养。

辅食中加点盐，宝宝会更有力

答：并不会！辅食中加盐并不会让宝宝更有力气。

盐的主要成分是钠，而日常食物（如猪肉、牛肉）中已经含有钠，且能够满足 1 岁以内宝宝的需求。而宝宝在刚开始吃辅食的时候，各个器官的发育都不是特别好，如果给宝宝过早吃太多盐，会加重宝宝肾脏代谢的负担，也会影响钙质的吸收，甚至会增加宝宝长大后患高血压等疾病的风险。

建议别给 1 岁以下的宝宝辅食放盐，3 岁以前的宝宝都应保持清淡饮食。

敲黑板

警惕“隐形盐”的摄入！

酱油、醋、酱料等调味品及一些“儿童食品”里往往含有大量的钠，家长在给宝宝选择辅食时，建议仔细查看营养成分表。

如果宝宝不爱吃没味道的辅食，可以为宝宝自制一些天然的调味料，如自制番茄酱、花生酱、香菇粉等。

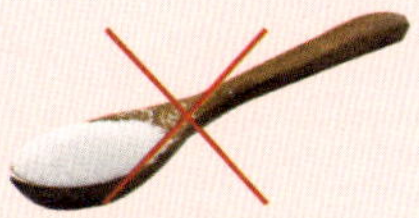

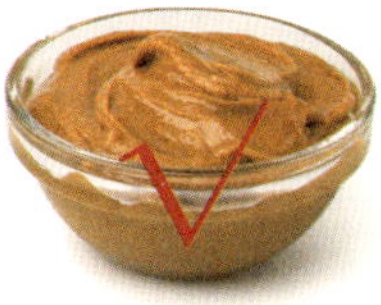

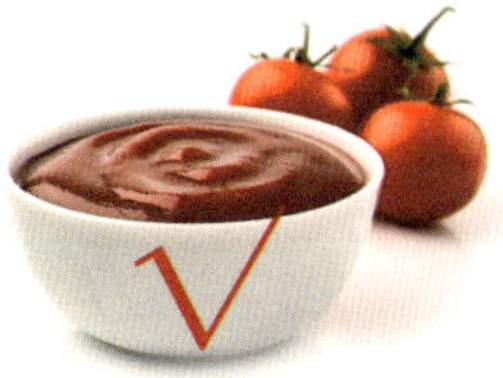

用奶瓶吃辅食，宝宝会更好接受

答：这种做法并不正确！

目前并没有权威机构建议用奶瓶吃辅食，且用奶瓶吃辅食有百害而无一利。

（1）用奶瓶喂辅食，宝宝容易吸食，容易过量饮食，影响奶量的摄入，进而导致营养失衡。

（2）长期用奶瓶喂辅食，宝宝的咀嚼和吞咽功能得不到锻炼，会影响宝宝乳牙的萌出和语言功能的发育。

（3）用奶瓶喂辅食，辅食制作就需要精细、软烂，长此以往，宝宝的胃肠道功能得不到锻炼，膳食纤维摄入不足，容易出现便秘或腹泻的现象。

（4）剥夺了宝宝尝试用勺子、碗等其他餐具吃饭的机会，不利于宝宝身心健康发展和手眼口的协调发育。

（5）过晚戒奶瓶，会影响宝宝牙齿的发育，增加宝宝患龋齿的概率。

喝乳饮料可以补钙

答：不可以！乳饮料不是奶，喝多了没营养！

仔细观察乳饮料的配料表就可以发现，占第一位的往往是水，其次是糖，排第 *N* 位的可能才是生牛乳，以及大量的添加剂和香精。如果给宝宝喝了很多乳饮料，不但没有补充上想要的钙质，还会导致宝宝因肚子被占满而不想吃正餐。

如果想要给宝宝准备牛奶或者酸奶，建议查看配料表，尽量选择第一位成分为生牛乳、牛奶、巴氏杀菌乳的乳品。

宝宝要把辅食吃光才能吃饱

答：并不是！

宝宝的胃容量其实没有我们想象的那么大，6 月龄到 1 岁宝宝的胃容量，大约是西柚大小，由此可以想象出宝宝吃辅食的量。

宝宝是否吃饱，要根据宝宝的身体反应判断，不能仅根据是否吃完来判断。因为宝妈做辅食的量往往比较多，如果一定要宝宝吃光辅食，可能就不是吃饱，而是吃撑了。

果汁比水果更有营养

答：这种说法并不正确！鲜榨果汁不能代替水果。

与吃完整的水果相比，喝果汁没有任何营养上的优势，直接吃水果对于宝宝的饱腹感、咀嚼功能和吞咽功能的训练、精细动作的发育，甚至颌面部肌肉的发育等都有重要意义；而果汁不但没这些作用，还可能会导致孩子养成不喝白开水的习惯。

鲜榨果汁与水果相比，含有更多的能量和糖分，更少的膳食纤维。半杯的新鲜苹果块含 1.5 克膳食纤维和 5.5 克糖，而半杯的苹果汁含 0 克膳食纤维和 13 克糖。因此，宝宝经常喝果汁会增加患龋齿、肥胖的风险。而且，制作鲜榨果汁加工程序和使用工具较多，会增加细菌和寄生虫等感染的机会。所以，宝妈们最好给宝宝准备新鲜的水果来补充营养。

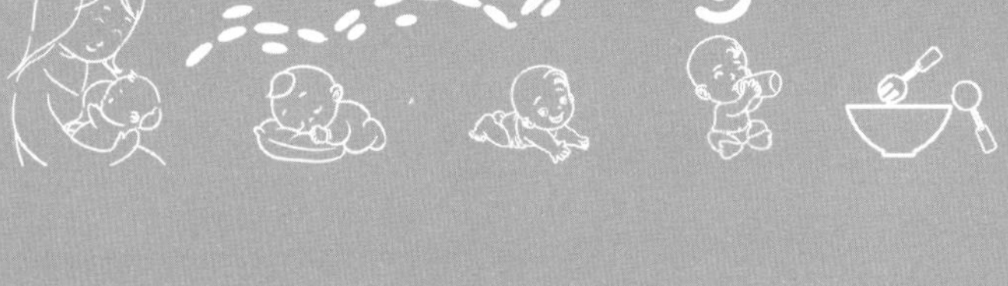

第七部分

科学添加辅食这样做

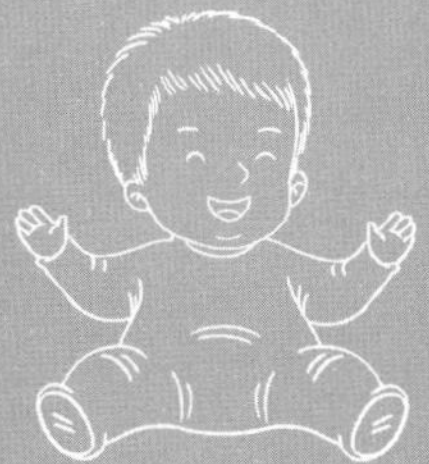

6 月龄宝宝：尝试添加辅食

6 月龄宝宝的身体发育情况

6 月龄宝宝的身体发育情况

月龄	发育指标			
	男宝宝		女宝宝	
	身长 / 厘米	体重 / 千克	身长 / 厘米	体重 / 千克
6 月龄	68.7	8.4	67.1	7.8

6 月龄宝宝的身体特点

（1）宝宝能够自由地控制头部。

（2）绝大多数宝宝尚未长牙。

（3）宝宝能够坐起来，并慢慢能坐稳。

（4）宝宝的舌头只能前后移动。

6 月龄宝宝吃辅食的特点

吞咽期（6 月龄）宝宝只会吞咽不会咀嚼，口腔处理食物的主要方式也是像吃奶一样整体吞咽（通过舌头的前后活动，把嘴里的食物直接吞咽下去），所以父母需要把食物制作成与母乳一样柔滑、易吞咽的泥状辅食（无颗粒）。

这个阶段的宝宝吃辅食的时候喜欢玩玩具，这可能是受好奇心驱使，也可能是无聊的探索，对于这个坏习惯，家长不要强行制止，可以在一段时期里慢慢纠正。

宝宝吃辅食的时候，可能会吐出食物并表现出很抗拒的样子，这个时候，家长应该停止喂食，先检查食物的软硬程度再喂食，千万不要强行喂食，因为这样会让宝宝对吃辅食这件事更为抗拒。

喂宝宝吃辅食的方法

坚持顺应喂养。耐心地鼓励宝宝吃辅食，不要生硬地强迫。让宝宝用自己喜欢的餐具吃饭，方便观察宝宝的进食量。

这个阶段给宝宝喂辅食，应重点训练宝宝吞咽食物的能力，不要严格要求宝宝每次吃多少辅食。家长可尝试用小汤匙喂食，开始时只喂 1/4 汤匙，等宝宝适应后，再逐渐增加到 1~2 汤匙。观察宝宝没有异常反应时，喂食量可适量增加。

小课堂：详细的喂食步骤大揭秘！

喂宝宝吃辅食时，汤匙必须与宝宝的下唇保持水平。

第一步：用汤匙边缘轻轻触碰宝宝的下唇。

第二步：待宝宝张嘴后，将汤匙保持水平位，轻轻放在宝宝下唇上。

第三步：待宝宝上下唇合上，食物进入口中，再慢慢将汤匙抽出。

注意：千万不要用汤匙摩擦宝宝的上唇喂食，这样无法让宝宝练习自己吃辅食。

6 月龄宝宝喂食安排

按需进行母乳喂养，白天和晚上多次哺乳。母乳能够提供 6 月龄婴儿所需能量的 2/3 或以上。

喂奶频次：每天 4~6 次。

辅食频次：从 1 次开始，逐渐增加到 2 次辅食。

进食量：每餐 2~3 小勺，就是稍微尝一尝。

食物质地：辅食应该足够浓稠，挂勺不掉。

6 月龄宝宝进食时间安排

时间	食物
7:00	母乳和（或）配方奶
10:00	母乳和（或）配方奶
12:00	各种泥糊状辅食
15:00	母乳和（或）配方奶
18:00	母乳和（或）配方奶
21:00	母乳和（或）配方奶
夜间可能还需要母乳和（或）配方奶喂养 1 次	

6 月龄宝宝的进食种类

大部分家常食物都可以用来制作辅食。即使没有长牙的婴儿也可以吃用蛋、肉或蔬菜等食材制作的辅食。

动物来源的食物营养丰富，如蛋黄泥、肉泥、肝泥。如果用肉类食物制作辅食，需要彻底煮熟。6 月龄后，宝宝体内铁储备用完，除了母乳所提供的铁，还需要通过辅食补充，如红肉类、动物血和肝脏含有丰富的铁元素，且吸收率很高。另外，肝脏中维生素 A 的含量也很高。

也可以给宝宝尝试主食类辅食，如用大米、玉米或小麦面粉制作的稠粥、红薯泥或土豆泥等。

还可以给宝宝尝试蔬菜或水果，如胡萝卜泥、南瓜泥、菜泥、香蕉泥。

6 月龄宝宝的奶类和辅食摄入量

分类	每日食用量
奶类	800~1000 毫升
谷类和薯类	5~20 克
畜禽肉鱼类	10~25 克（1/2~1 勺肉泥）
蛋类	5~20 克（1/4~1/2 个鸡蛋黄）
蔬菜类	10~20 克（1/2~1 勺菜泥）
水果类	10~20 克（1/2~1 勺果泥）
盐	不建议额外添加
油类	不建议额外添加

适合 6 月龄宝宝的经典辅食

◎辅食一　蛋黄泥

原料：鸡蛋 1 个，奶（母乳或配方奶）或水 1/2 勺。

做法：

（1）向锅中加入冷水，将一个干净的鸡蛋放入锅中，水开后煮 10 分钟。

（2）将煮熟的鸡蛋放入冷水中浸泡一会，剥壳后取出蛋黄。

（3）用研磨碗将蛋黄碾成泥，加入奶或水混合均匀即可食用。

◎辅食二　猪肝泥

原料：猪肝 25 克，生姜 2 片。

做法：

（1）将新鲜的猪肝清洗干净，将猪肝切片后放入清水中浸泡 15 分钟。

（2）用流水反复清洗猪肝切片。

（3）将干净的猪肝片和生姜片放入锅中，水开后煮 10 分钟左右，直到将猪肝煮熟。

（4）将煮熟的猪肝片和适量水放入料理机中，打成泥状。

（5）以宝宝每次的食用量为标准，将猪肝泥分装并标记好制作日期，尽快放入冷冻室保存。

7~8 月龄宝宝：必须添加辅食

7~8 月龄宝宝的身体发育情况

7~8 月龄宝宝的身体发育情况

月龄	发育指标			
	男宝宝		女宝宝	
	身长 / 厘米	体重 / 千克	身长 / 厘米	体重 / 千克
7 月龄	70.3	8.8	68.7	8.1
8 月龄	71.7	9.1	70.1	8.4

7~8 月龄宝宝的身体特点

（1）宝宝能够稳稳地坐着。

（2）部分宝宝会长出 2 颗牙。

（3）宝宝的舌头可以前后、上下活动。

（4）宝宝喜欢用手抓东西，并把东西塞到嘴巴里。

7~8 月龄宝宝吃辅食的特点

蠕嚼期（7~8 月龄）宝宝咀嚼能力已经出现，只是还不熟练，需要舌头和牙龈的互相活动才能把食物碾碎（舌头上下活动碾碎食物、牙龈咀嚼碾碎食物），所以可以将食物制成稍厚的糊状（略有颗粒）。

这个阶段的宝宝坐得比较稳当，家长在宝宝坐着时，可将其双脚放在餐椅的搁脚板上，以锻炼其腿部力量。

7~8 月龄的宝宝开始出牙，牙床会比较痒或者疼，他们会喜欢吃手，或者将触手可及的东西都塞进嘴巴里，这个时候，家长可为其准备磨牙棒、牙胶，帮助宝宝缓解不适。

喂宝宝吃辅食的方法

坚持顺应喂养。除了鼓励宝宝进食，还可以鼓励宝宝模仿周围人吃饭的动作，并及时表扬。另外，喂宝宝吃东西时，尽量面带微笑，开心地和宝宝互动。

这个阶段的宝宝可以稳稳地坐着了，舌头灵活度也有所提升，喜欢用手抓东西吃，家长可以鼓励宝宝自己动手吃饭。比如可以引导宝宝使用汤匙，或为宝宝准备一些黄瓜条、长条饼干等，让宝宝自己动手抓，满足宝宝想自己吃东西的欲望。

7~8 月龄宝宝喂食安排

继续按需母乳喂养，白天和晚上多次哺乳。母乳能够提供 7~8 月龄宝宝所需能量的 2/3 或以上。

喂奶频次：每天 3~4 次。

辅食频次：逐渐推进（半）固体食物摄入量为每天 1~2 次，酌情加餐 1~2 次。

进食量：逐渐增加到 1/2 碗（250 毫升的碗）。

食物质地：辅食应该足够浓稠，挂勺不掉。

7~8 月龄宝宝进食时间安排

时间	食物
7:00	母乳和（或）配方奶
10:00	母乳和（或）配方奶
12:00	各种泥糊状辅食
15:00	母乳和（或）配方奶
18:00	各种泥糊状辅食
21:00	母乳和（或）配方奶
夜间可能还需要母乳和（或）配方奶喂养 1 次，应逐渐停止	

7~8 月龄宝宝的进食种类

逐渐增加食物种类，重视动物来源的食物，如肉、蛋和奶制品。建议婴幼儿每天都要吃一些动物来源的食物（肉、蛋、奶）、谷类和薯类、蔬菜类和水果类。

7~8 月龄宝宝的奶类和辅食摄入量

分类	每日食用量
奶类	700~800 毫升
谷类和薯类	20~75 克
畜禽肉鱼类	25~75 克
蛋类	15~50 克（至少 1 个鸡蛋黄）
蔬菜类	25~100 克
水果类	25~100 克
盐	不建议额外添加
油类	0~10 克

适合 7~8 月龄宝宝的经典辅食

◎辅食一　蛋黄溶豆

原料：生鸡蛋 3 颗，奶粉 16 克，新鲜柠檬 1 个。

做法：

（1）取 3 个鸡蛋黄，加入几滴柠檬汁去腥味。

（2）用电动打蛋器打发蛋黄，持续 2 分钟左右，蛋黄打发到膨胀发白即可。

（3）向打发的蛋黄中加入奶粉，搅拌均匀。

（4）将蛋黄糊装入裱花袋中，在吸油纸上挤上溶豆，放入烤箱，90~100 度烤 20 分钟，取出将溶豆从吸油纸上脱离即可给宝宝食用。

◎辅食二　西蓝花牛肉泥

原料：西蓝花 50 克，牛肉 25 克。

做法：

（1）将西蓝花掰成小朵，放入清水中浸泡 15 分钟。

（2）将牛肉切成小块，冷水下锅，煮熟备用。

（3）将西蓝花小朵放入锅中焯水断生。

（4）把煮熟的牛肉块、西蓝花小朵一起放入料理机中，打成泥状。

小课堂：7~8 月龄非母乳喂养宝宝的喂食安排

（1）从营养意义上考虑，配方奶对于 7~8 月龄非母乳喂养宝宝来说，并非必要的食物。

（2）非母乳喂养宝宝的每日进食（包含奶液喂养、非奶类食物及其两者的混合食物）4~5 次。

（3）非母乳喂养宝宝在原有奶液喂养的基础上逐步增加（半）固体食物，可酌情加餐 1~2 次。

（4）要让非母乳喂养宝宝相应多喝 2~3 杯的水或汤，如果在炎热的天气里更要注意补充水分。但一定不要喝甜饮料，如蜂蜜水、水果味饮料、加糖的含奶饮料等。

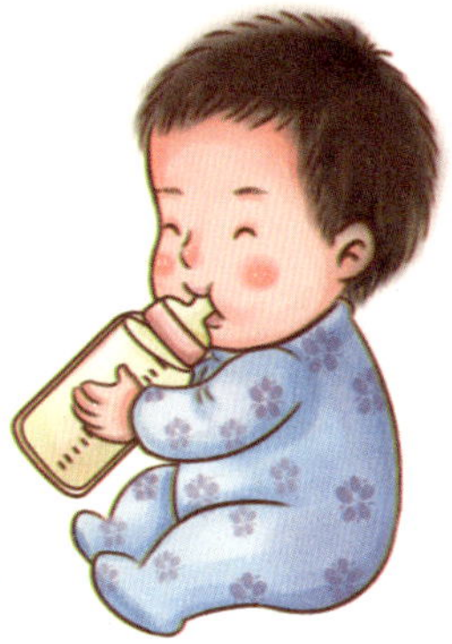

9~11 月龄宝宝：选择更多食物

9~11 月龄宝宝的身体发育情况

9~11 月龄宝宝的身体发育情况

月龄	发育指标			
	男宝宝		女宝宝	
	身长 / 厘米	体重 / 千克	身长 / 厘米	体重 / 千克
9 月龄	73.1	9.4	71.5	8.7
10 月龄	74.3	9.6	72.8	9.0
11 月龄	75.5	9.8	74.0	9.2

9~11 月龄宝宝的身体特点

（1）宝宝能扶着东西站起来。

（2）有的宝宝开始长出上前牙。

（3）宝宝经常想用手大把抓东西。

（4）宝宝的舌头可以前后、上下、左右活动。

9~11 月龄宝宝吃辅食的特点

细嚼期（9~11 月龄）宝宝的咀嚼能力已经有了很大的进步，他们可以用牙龈把食物嚼碎，然后再吞咽下去（有的宝宝已经出牙了，可以用牙齿咀嚼），这时的辅食可以再大一些，只不过质地还不能太硬，最好是质地软烂的食物（颗粒直径约为 0.5 厘米）。

这个阶段的宝宝更喜欢用手抓食物吃，宝妈们可以多制作一些方便宝宝用手抓着吃且不会四处乱撒的辅食，如焯熟的蔬菜、迷你饭团等。

宝妈们还可以让宝宝练习用双手抱着水瓶喝水。刚开始可以用迷你杯子练习，后面再转换为普通大小的水杯喝水，这个练习可以为后期断奶奠定良好的基础。

这个阶段的宝宝牙齿越长越多，他们非常喜欢磨牙食物，宝妈们可为其准备磨牙饼干、小块红薯、全麦面包、新鲜水果片等食物。

喂宝宝吃辅食的方法

坚持顺应喂养。除了鼓励宝宝进食，还可以鼓励宝宝模仿周围人吃饭的动作，并及时表扬。另外，喂宝宝吃东西时，尽量面带微笑，开心地和宝宝互动。

对于 9~11 月龄的宝宝，家长除了喂食，还可以让宝宝尝试自己吃饭。他们可以用手抓，也可以用儿童餐具吃饭，主要是锻炼宝宝看到食物、抓取食物、将食物放入嘴中并咀嚼的运动协调能力。

9~11 月龄宝宝喂食安排

继续按需母乳喂养，白天和晚上多次哺乳。母乳能提供 9~11 月龄婴儿所需能量的 2/3 或以上。

喂奶频次：每天 2~4 次。

辅食频次：逐渐推进（半）固体食物摄入量为每天 2~3 次，酌情加餐 1~2 次。

进食量：逐渐增加到 1/2 碗（250 毫升的碗）。

食物质地：给宝宝吃捣烂的或者切得细碎的辅食。也可以让宝宝吃手指食物。

9~11 月龄宝宝进食时间安排

时间	食物
7:00	母乳和（或）配方奶
10:00	母乳和（或）配方奶，可增加果泥
12:00	各种泥糊状辅食
15:00	母乳和（或）配方奶
18:00	各种泥糊状辅食
21:00	母乳和（或）配方奶
夜间可能还需要母乳和（或）配方奶喂养 1 次，应逐渐停止	

敲黑板

为了保护宝宝牙齿，在宝宝 1 岁后，尽量让宝宝停止使用奶瓶喝奶，而改用吸管杯或者普通杯子喝水、喝奶。

9~11 月龄宝宝的进食种类

在这个阶段，宝宝需要花时间适应多种食物的味道。

建议宝宝每天都要吃一些动物来源的食物（肉、蛋、奶）、谷类和薯类、蔬菜类、水果类。

相较于小月龄宝宝，9~11 月龄宝宝可以增加食物种类。家长可为宝宝每餐准备 3~4 种食物，包括动物来源食物（鸡蛋或肉），以及富含维生素 A 的蔬菜和水果（如南瓜、绿叶菜和芒果等）。

9~11 月龄宝宝的奶类和辅食摄入量

分类	每日食用量
奶类	500~700 毫升
谷类和薯类	20~75 克
畜禽肉鱼类	25~75 克
蛋类	15~50 克（至少 1 个鸡蛋黄）
蔬菜类	25~100 克
水果类	25~100 克
盐	不建议额外添加
油类	0~10 克

敲黑板

6~8 月龄的宝宝容易因喂养不当而患营养性缺铁性贫血，贫血会影响生长发育、免疫力，也会带来不可恢复的智力损失！家长一定要十分注意。

适合 9~11 月龄宝宝的经典辅食

◎辅食一　奶香山药手指条

原料：普通面粉 150 克，南瓜和紫薯各 20 克，配方奶液 50 毫升，山药 100 克，酵母粉 2 克。

做法：

（1）将山药去皮清洗干净，上锅蒸熟备用。

（2）将南瓜和紫薯切成小丁备用。

（3）将蒸熟的山药压成泥状，向其中加入酵母粉、奶液，搅拌均匀，倒入面粉，搅拌成絮状，再揉成光滑的面团。

（4）向面团中加入南瓜丁和紫薯丁，搅拌均匀，切成剂子，搓成手指大小的长条状。

（5）将搓好的长条放入锅中醒发 15 分钟左右再开火，大火蒸 15 分钟左右，再关火焖 3 分钟左右，取出即可食用。

辅食二　苹果松饼

原料：苹果 1 个，鸡蛋 2 颗，低筋面粉 60 克。

做法：

（1）苹果去皮切块。

（2）将苹果块、全蛋或蛋清、低筋面粉加入料理机中，搅拌 3 分钟形成面糊。

（3）用勺子舀取适当的面糊倒入平底锅中摊平。

（4）用小火将松饼两面摊至金黄即可食用。

◎辅食三　菠菜肉沫鸡蛋饼

原料：生鸡蛋1颗，菠菜50克，猪肉25克，面粉25克，食用油少许。

做法：

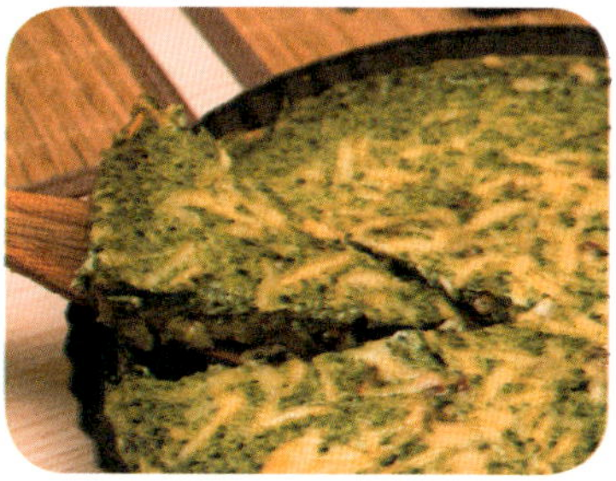

（1）将菠菜洗净后焯水断生，沥干水分后切碎备用。

（2）用绞肉机将猪肉打成泥状，将猪肉泥倒入碗中，加入蛋液、菠菜碎和面粉，搅拌均匀成面糊状备用。

（3）将锅烧热，抹上一层薄薄的食用油，将面糊倒入锅中摊平。

（4）待蛋饼熟后，取出切成块状或条状即可让宝宝食用。

小课堂：9~11月龄非母乳喂养宝宝的喂食安排

（1）从营养意义上考虑，配方奶对于9~11月龄非母乳喂养宝宝来说不是必要的食物。

（2）非母乳喂养宝宝的每日进食（包含奶液喂养、非奶类食物及其两者的混合食物）4~5次。

（3）非母乳喂养宝宝在原有奶液喂养的基础上逐步增加（半）固体食物，可酌情加餐1~2次。

（4）要让非母乳喂养宝宝相应多喝2~3杯的水或汤，如果在炎热的天气里尤其要注意补充水分。但要注意不要喝甜饮料，如蜂蜜水、水果味饮料、加糖的含奶饮料等。

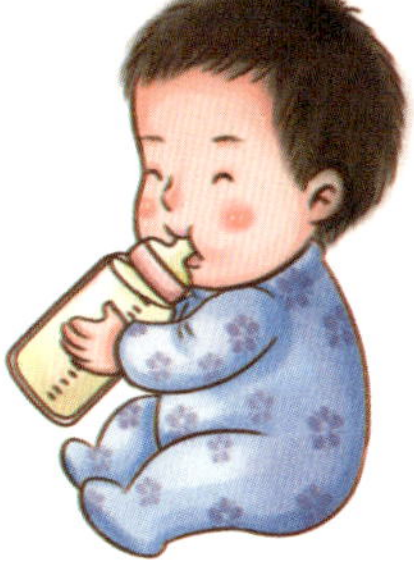

12~24 月龄宝宝：合理搭配，辅食为主

12~24 月龄宝宝的身体发育情况

12~24 月龄宝宝的身体发育情况

月龄	发育指标			
	男宝宝		女宝宝	
	身长 / 厘米	体重 / 千克	身长 / 厘米	体重 / 千克
12 月龄	76.7	10.1	75.2	9.4
13 月龄	77.8	10.3	76.4	9.6
14 月龄	78.9	10.5	77.5	9.8
15 月龄	80.0	10.7	78.6	10.0
16 月龄	81.0	10.9	79.7	10.3
17 月龄	82.1	11.1	80.8	10.5
18 月龄	83.1	11.3	81.9	10.7
19 月龄	84.1	11.5	82.9	10.9
20 月龄	85.1	11.7	83.9	11.1
21 月龄	86.1	11.9	84.9	11.3
22 月龄	87.0	12.2	85.8	11.5
23 月龄	88.0	12.4	86.8	11.7
24 月龄	88.2	12.6	87.0	11.9

12~24 月龄宝宝的身体特点

（1）宝宝开始蹒跚学步，逐步走稳。

（2）宝宝嘴部的肌肉逐渐发达。

（3）宝宝的舌头可以自由活动。

（4）宝宝在 1 岁左右时，上下颌前牙逐渐长齐。1~2 岁阶段，宝宝出牙的数量更多。

12~24 月龄宝宝吃辅食的特点

咀嚼期（12~24 月龄）宝宝可以通过牙齿咀嚼食物并吞咽，而且大部分食物都能吃。一般来说，12 个月宝宝的辅食最好是质地软烂的块状辅食，而且是汤匙可以压碎的软度（颗粒直径约 1 厘米），随着宝宝逐渐长大，食物形态逐渐与大人的食物越来越相似（颗粒直径为 1~2 厘米）。但此阶段还是建议宝宝清淡饮食。

这个阶段的宝宝喜欢和爸爸妈妈坐在一个餐桌上吃饭，宝妈们应该积极营造温馨的就餐环境，注意保持良好的就餐行为，为宝宝做好表率，和宝宝一起享用美食。

除此之外，这个阶段宝宝的自主意识也会逐渐增强，他们对于食物开始表现出明显的喜好，出现挑食、偏食现象，家长在喂养时，要注意纠正并合理引导。

喂宝宝吃辅食的方法

坚持顺应喂养。对于 1 岁以上的宝宝，其吃饭时间应该尽量调整到与家人相同或相近。宝宝可以继续坐婴儿餐椅，继续使用勺子吃饭，宝妈们需要将餐椅摆放在餐桌旁边，这样宝宝就可以和家人愉快地共同进餐。大多数宝宝在 2 岁时，都可以很好地用勺子享用美食。

12~24 月龄宝宝喂食安排

继续按需母乳喂养，白天和晚上多次哺乳。母乳能提供 12~24 月龄婴儿所需能量的 1/3 或以上。

喂奶频次：每天 2 次。

辅食频次：每天 3 次辅食，加餐 2 次。

进食量：逐渐增加到 3/4~1 碗（250 毫升的碗）。

食物质地：给宝宝吃切碎的食物、手指食物和切片食物。

12~24 月龄宝宝进食时间安排

时间	食物
7:00	母乳和（或）配方奶，可尝试成人早餐
10:00	母乳和（或）配方奶，可增加果泥
12:00	中餐辅食
15:00	母乳和（或）配方奶
18:00	晚餐辅食
21:00	母乳和（或）配方奶
鼓励宝宝尝试成人饭菜并自己进食	

12~24 月龄宝宝的进食种类

建议宝宝每天都要吃一些谷类和薯类、动物来源的食物（肉、蛋、奶）、蔬菜类和水果类。

谷类和薯类：可选择谷物和根茎类的食物（红薯、芋头、土豆），豆浆、豆腐，芝麻酱、花生碎 / 酱等。

动物来源的食物：可选择瘦肉、鸡蛋、奶制品。

蔬菜类：选择富含维生素 A 的蔬菜（西蓝花、胡萝卜、菠菜、小白菜、南瓜等）。

水果类：选择富含维生素 A 的水果（芒果、柑橘、木瓜、山楂、沙棘等）。

12~24 月龄宝宝的奶类和辅食摄入量

分类	每日食用量
奶类	400~600 毫升
谷类和薯类	50~100 克
畜禽肉鱼类	50~75 克
蛋类	25~50 克
蔬菜类	50~150 克
水果类	50~150 克
盐	0~1.5 克
油类	5~15 克

适合 12~24 月龄宝宝的经典辅食

◎辅食一　番茄肉酱意大利面

原料：意大利面 25 克、番茄 1/2 个、猪肉 25 克、洋葱 30 克、食用油适量。

做法：

（1）将番茄在开水中浸泡后去皮切小丁备用。

（2）洋葱切末备用，猪肉打成泥状备用。

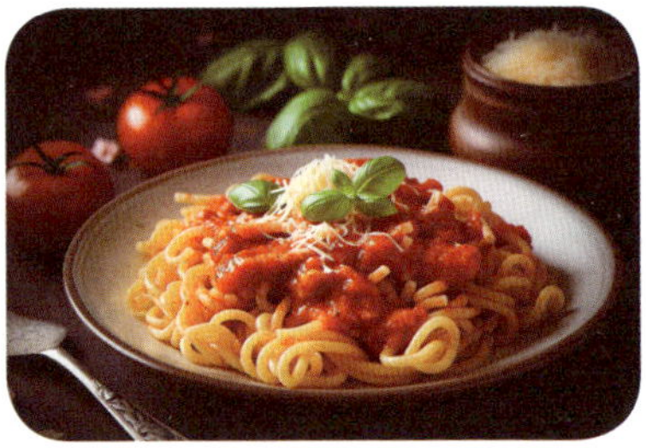

（3）将意大利面煮软备用。

（4）向炒锅中加入适量食用油，放入准备好的番茄丁、洋葱末、猪肉泥翻炒，待猪肉泥炒熟变色、番茄出汁水，加入煮软的意大利面，翻炒均匀即可盛出食用。

辅食二　番茄山药疙瘩汤

原料：面粉 20 克，山药 20 克，番茄 1/2 个，鸡蛋 1 个，小青菜 10 克，食用油适量。

做法：

（1）将山药去皮剁碎，少量多次加入面粉，搅拌成絮状的小疙瘩。

（2）将番茄去皮切小丁，青菜切碎，鸡蛋打散备用。

（3）锅中倒入少量食用油，油热后将番茄丁炒熟出汁，加入适量清水。

（4）番茄汤煮开后，放入面疙瘩搅拌开。

（5）水开后，淋入蛋液，稍煮片刻，加入青菜碎再煮2分钟即可盛出食用。

◎辅食三　虾仁时蔬炒饭

原料：熟米饭1碗，鲜虾6只，生鸡蛋1颗，西芹20克，熟青豆少许，生姜3片，洋葱少许，食用油适量。

做法：

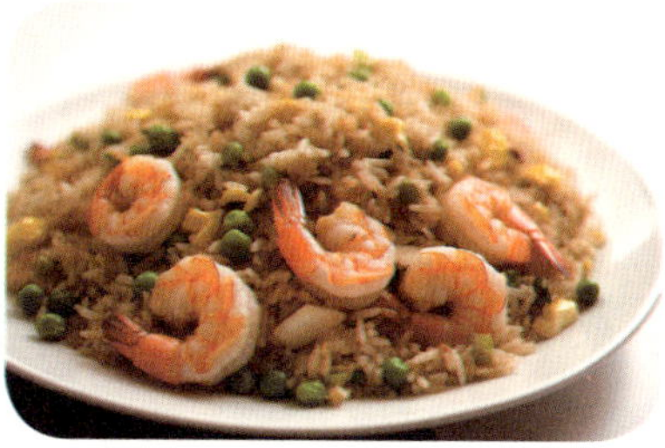

（1）将虾处理干净后用生姜片去腥备用。

（2）西芹和洋葱切丁备用，鸡蛋液炒熟备用。

（3）往锅中加入少许食用油，加热后将虾仁炒至变色，加入西芹丁、洋葱丁、熟青豆翻炒均匀，再加入米饭，炒熟后即可让宝宝食用。

小课堂：12~24月龄非母乳喂养宝宝的喂食安排

（1）从营养意义上考虑，配方奶对于12~24月龄非母乳喂养宝宝来说不是必要的食物。

（2）非母乳喂养宝宝的每日进食（包含奶液喂养、非奶类食物及其两者的混合食物）4~5次。

（3）非母乳喂养宝宝在原有奶液喂养的基础上逐步增加（半）固体食物，可酌情加餐1~2次。

（4）要让非母乳喂养宝宝相应多喝2~3杯的水或汤，在炎热的天气里尤其要注意补充水分。但注意不要喝甜饮料，如蜂蜜水、水果味饮料、加糖的含奶饮料等。

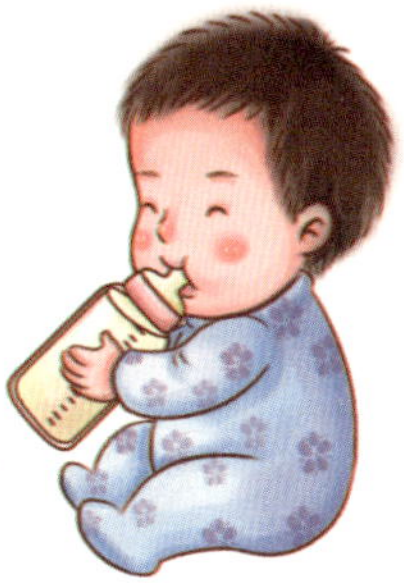

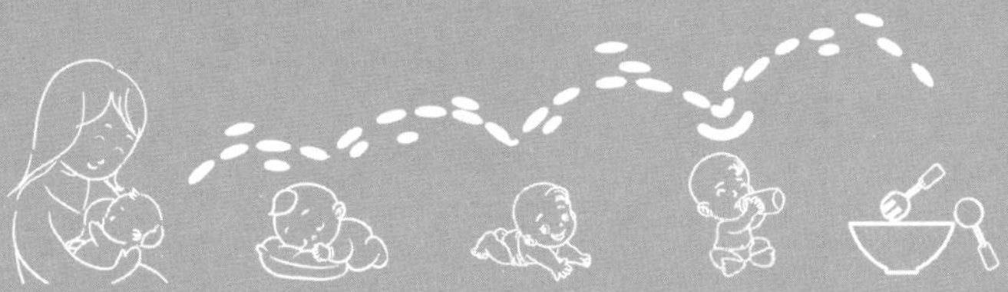

第八部分

辅食添加的常见疑问

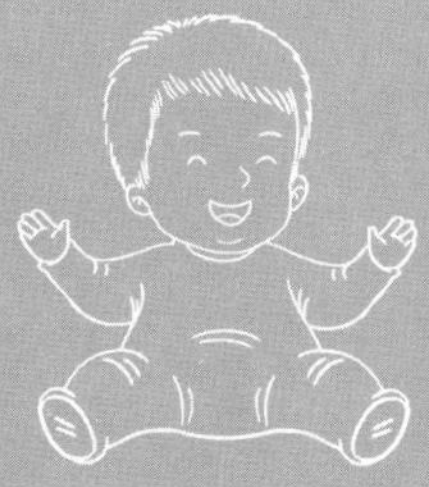

宝宝不接受辅食怎么办

其实宝宝不愿吃辅食常常是有因可循的，把宝宝不吃辅食的原因找到了，适当干预一下，宝宝就会慢慢接受。一般情况下，宝宝不吃辅食的原因主要有：

◎宝宝的饮食习惯

由于在小于 6 个月龄时，主要都是以母乳或者奶粉的方式喂养，这种吃奶的方法，让他一直存在一种挺舌反射。当给宝宝添加辅食时，他们就会用舌头把食物吐出来，但这个反应是一种习惯，并不代表他不愿意、不喜欢吃辅食。随着宝宝月龄的增长，挺舌反射会逐渐消失，宝妈们不要太焦虑。

◎没有按规律喂食

比如宝宝这个时间段应该要喝奶，但突然要喂他们吃米糊，他们对米糊还不认识，就不愿意主动去吃。这个时候，就要多些耐心，让宝宝主动观察这些食物的有趣之处，让他们慢慢对食物产生兴趣。

◎食物本身的问题

比如说刚开始添加辅食，应从单种到多种，从糊状到泥状再到块状等，如果没有遵守这些原则，宝宝第一口米糊还没有吃过，就给他吃了泥状的水果，宝宝肯定不会接受。

如果宝宝抗拒用勺子喂食，也可以给其提供一些适合抓的食物，让他自己去触摸，如煮软的西蓝花、土豆条和鸡肉条等，慢慢地，宝宝可能就开始吃辅食了。

所以宝妈们应该根据具体原因具体应对，耐心尝试多次喂食，循序渐进地给宝宝添加辅食，多和宝宝互动，增加宝宝进食的乐趣，适当减少喝奶量等，让宝宝顺利地度过这段时期。

宝宝厌奶怎么办

如果宝宝厌奶出现在辅食添加前，就不用特殊处理，他可能是吃多了，肠胃需要调整；但如果宝宝厌奶出现在添加辅食后，大多是因为辅食味道太好，他们不想吃味道单一的母乳或奶粉了。对于宝宝辅食添加后的厌奶行为，宝妈们可以通过不让宝宝喝果汁、吃大人饭菜，或者逐渐减少这类食物的添加量，直到宝宝重新接受母乳或奶粉等方法进行改善。

宝宝出现厌奶行为后，宝妈们不要直接放弃让宝宝喝奶，而只让其吃辅食。因为对于 1 岁半以内的宝宝来说，奶类是其主食，辅食只是配餐；对于 1 岁半以上的宝宝来说，奶类也是必不可少的营养来源，若在这个阶段仅吃辅食，宝宝容易营养不足，甚至影响生长发育。

宝宝挑食怎么办

很多宝妈们都会为宝宝挑食而烦恼：有的宝宝不吃鸡蛋，有的宝宝一看到豆制品就摇头，有的宝宝一看到绿叶蔬菜就噘嘴……

其实宝宝挑食的原因多种多样，可能是家长准备的辅食食材单一，烹饪方式变化较小，味道不够可口；也可能是没有按照宝宝的发育规律及时添加辅食，导致其对辅食比较排斥，咀嚼能力也较为落后；还可能是宝宝自身缺乏铁、锌等微量元素导致的挑食。

那么面对挑食的宝宝，宝妈们应该如何正确应对呢？

◎适当减量

不完全剥夺偏爱的食物，但应适当减量。

◎逐渐添加

从宝宝能接受的食物开始，由少到多地加入其不喜欢的食物，但是不要强迫宝宝。

◎以身作则

宝妈们应该以身作则。宝妈们在吃饭的时候要享受美食，不要在孩子面前表现出不喜欢哪类食品。也不要给孩子灌输某种食物很难吃的观念，因为那样容易让孩子还没尝试就拒绝这种食物。

◎及时鼓励

宝宝开始进食其他质地或者类型的食物时，宝妈们要立即给予褒扬和鼓励。

◎让宝宝参与到做饭中

在保证安全的前提下，可以让宝宝参与到选购食物、择菜、洗菜、摆放食物等准备辅食的过程中，提升宝宝的参与度与自豪感。

◎以食物名称为主题的亲子游戏

宝妈们可以和宝宝开发一些专属自己的与食物有关的亲子游戏，如让宝宝自己想象要给爸爸妈妈准备什么样的美食，包含主食、蔬菜、水果、甜点等，在宝宝说完后，宝妈们可进行补充。这样可以通过一次次的活动，不断完善宝宝对不同食物的认知，提升他们对食物的兴趣。

◎控制零食的摄取

宝宝之所以挑食，很多时候是因为宝妈们给其准备了过多的零食，宝宝可以随时随地发现美味的零食，这样他就会在两餐之间不知不觉地吃了很多高能量的零食，直接导致宝宝下一顿正餐的进食量严重下降。

◎做饭要花心思

宝妈们在给宝宝烹饪蔬菜时，可以搭配一些宝宝平时喜欢吃的食物。切菜的时候，可以使用一些模具将食物切成各种有趣的性状；摆盘的时候，要注意食材颜色和形状的搭配，如摆成一幅可爱的小猫钓鱼画或者小熊吃玉米画等。

宝宝胃口差怎么办

（1）宝宝胃口差的时候，宝妈们应及时发现，尽早调整。

（2）适当让宝宝增加活动量，使其容易产生饥饿感。

（3）宝妈们要注重食物的色、香、味、形搭配，促进食欲。

（4）宝宝两餐之间尽量不吃零食。

（5）宝宝用餐时间不超过 30 分钟。

宝宝害怕进食怎么办

宝宝害怕吃辅食，往往是因为过往进食时受到了外在的惊吓，或辅食里有他害怕的食材图案等，留下了阴影。宝妈们应尝试从多个方面寻找原因并进行改善。

（1）不要强迫宝宝进食，减少宝宝对于进食的害怕心理。

（2）宝宝对于新的食物要尝试 10~15 次。

（3）宝妈们可为宝宝提供喜欢的餐具，代替目前使用的餐具。

（4）宝妈们不要在宝宝进食时批评或指责宝宝。

（5）适当地让宝宝增加活动量，使其容易产生饥饿感。

宝宝吃辅食时总哭闹着要喝奶怎么办

在刚开始添加辅食的时候，很多小宝宝不适应，一看到辅食就哭，之所以会出现这种情况，可能与宝妈们喂辅食的时间不对有关。

当宝宝饿的时候，他们往往会选择更熟悉的母乳或配方奶，而比较抗拒比较陌生的辅食。所以宝妈们可以适当调整一下喂养辅食的时间，如将吃辅食的时间提前半小时，在宝宝不是太饿的时候，引导其接受辅食。

宝宝喜欢含着食物但不下咽怎么办

对于 7 月龄以下的宝宝来说，还不能完全拥有闭嘴吞咽的能力，所以会出现含着食物却不下咽的情况，甚至还有的宝宝将食物含了一会后再吐出来。对于这种情况，宝妈们一定要有耐心，要在宝宝不抗拒的时候，多试几次。只有当食物和唾液完全混合时，宝宝才能正常下咽。

什么时候可以给宝宝的辅食添加调味品

过早在辅食中添加调味品，对宝宝有百害而无一利。

1 岁以内的宝宝辅食应单独制作，应该提供原味食物，不需要额外添加糖、盐及各种调味品。宝宝的味觉比成年人灵敏，成人可能会觉得原味食物索然无味，可是宝宝却能吃得津津有味。过早添加调味品，会加重宝宝的肾脏负担，还会让宝宝养成挑食的习惯，甚至因为厌恶某类调味品而拒绝吃饭。

对于 1 岁以上的宝宝来说，越晚添加调味品越好，如鸡精、味精、酱油和糖等人造调味品都尽量不吃或少吃。

如果为了让宝宝辅食更有营养，可以选择辅食油、芝麻酱、花生酱等调味品。

宝宝不爱吃蔬菜怎么办

蔬菜营养丰富，但与水果、肉类相比，往往不被一些宝宝接受。如果宝宝出现这种情况，宝妈们不要着急，可以尝试以下方法：

◎用蔬菜汁做馒头

将蔬菜清洗、榨汁、过滤后，做成颜色各异、造型可爱的小馒头。

◎用蔬菜摆盘

将蔬菜切片或切段，学习不同的摆盘花样，为宝宝提供漂亮且美味的辅食。

◎愉快地喂养

宝妈们在喂宝宝蔬菜时，不要严厉，也不要强迫，因为这样只会加重宝宝的逆反心理，要让宝宝在轻松愉快的氛围中接受蔬菜。

宝宝总要大人追着才吃饭怎么办

有些宝宝精力比较充沛，他觉得大人们追他很好玩，往往是越追越兴奋，越兴奋就越吃不了多少，长此以往就形成了恶性循环。对于这种类型的宝宝，宝妈们需要正确引导。

宝妈们可以在吃饭的时候，向孩子发出明确的进餐邀请，如“宝宝，我们来吃饭饭啦”。吃饭的时候，宝妈还可以与家人互相配合，让宝宝对饭菜产生好奇心与进食的欲望。如果宝宝一直没能停下来进餐，宝妈们也不要勉强，可以先将饭菜收起来，并尽量延迟宝宝下一次的进餐时间，最好能在下一顿和家人们一同进餐。如果实在实现不了，可以在饭点后 1 小时，给宝宝吃饭团、煎饼等食物，但不要让其吃零食。

怎样训练宝宝的咀嚼能力

因不同月龄宝宝的发育程度不一样，相应的咀嚼训练方法也有差异。

6 月龄前后，宝宝牙齿还未萌出，可用勺子喂糊状辅食。

6~8 月龄，宝宝牙齿开始萌出，可使用磨牙棒、磨牙饼、牙胶训练其咀嚼能力，准备的辅食也要更浓稠一些。

8~10 月龄，宝宝上下门牙萌出，咬合初步建立，可给宝宝喂食软水果、烂面条和馒头，训练宝宝用门牙切碎食物。

10~14 月龄，宝宝门牙已出、磨牙未萌出，可给宝宝喂食软面条、蔬菜粥、肉粥、肉泥、蒸蛋与煮烂的青菜等，训练宝宝用牙床咀嚼食物。

14~18 月龄，宝宝的门牙和磨牙均萌出，可以进食正常的米饭、面条和菜。可以给宝宝准备长条的水果、煮过的蔬菜段或稍硬的饼干，让宝宝习惯吃固体食物。

宝宝食物过敏怎么办

宝宝出现食物过敏时，宝妈千万不要慌张，要咨询医生，确定过敏原。若宝宝发生食物过敏，可及时给宝宝做过敏检查，如皮肤点刺、过敏特异性抗体检测。

◎对母乳过敏

如果母乳喂养的宝宝出现过敏症状，宝妈们的日常饮食应该规避容易引起过敏的食物。

◎对牛奶蛋白过敏

如果宝宝对牛奶蛋白过敏，建议选用氨基酸配方奶粉或深度水解奶粉，不建议用豆奶、羊奶或其他动物奶代替，因为有可能会交叉过敏。

◎对其他事物过敏

如果宝宝对多种食物过敏，建议选用低过敏原饮食配方，如谷类、羊肉、黄瓜、菜花、梨、菜籽油等，仅将盐作为调味品，同时应密切关注宝宝吃饭后的反应，以减少罕见食物过敏的发生。

若宝宝出现严重过敏症状应及时前往医院就诊。可以选择儿童变态反应科（儿童过敏专科），也可以根据宝宝的主要症状选择科室，如慢性腹泻宝宝可前往儿童消化科就诊，反复咳嗽宝宝可前往儿童呼吸科就诊，皮肤症状明显的宝宝可前往儿童皮肤科就诊。若宝宝多种症状都很严重，可根据最严重的症状选择一个科室就诊，再等待多学科会诊。

宝宝积食怎么办

积食是宝宝对某些特定食物摄入过多，超出了脾胃的运化能力，从而导致脾胃功能减弱的一种现象。

如果宝宝积食，宝妈可以帮助其调整饮食结构，多准备易消化、易吸收的食物；让宝宝少食多餐；多带宝宝到户外活动，也可以在家里陪宝宝做一些可以适量运动的小游戏，如捉迷藏等；还可以为宝宝捏脊，帮助宝宝消化吸收。

调理食谱

山药米糊

原料：泡好的大米150克，去皮的山药80克，鲜百合和泡好的莲子各20克。

做法：

（1）往豆浆机中倒入泡好的大米、莲子、鲜百合和山药块，并加入适量清水。不要没过水位线。

（2）选择“米糊”选项，按“启动”键开始运转。

（3）待豆浆机运转完成后，将煮好的米糊倒入碗中即可。

宝宝腹泻怎么办

添加辅食后，若宝宝出现了腹泻症状，建议尽快将宝宝的大便用干净的容器或保鲜膜取样，并及时送到医院化验检查，确定病因后，遵医嘱进行治疗。

对于腹泻宝宝，在其居家护理阶段，建议宝妈们做到以下几点：

◎不要完全停掉辅食

对于宝宝已经吃过且适应良好的食物均可以正常食用，但尽量避免高油、高脂、高糖、富含粗纤维的蔬菜和水果。

◎不要再给宝宝尝试新的食材

在宝宝腹泻时再给其添加新食材，不确定性会大幅增加，甚至可能影响宝宝胃肠道健康，不利于腹泻症状的缓解。

◎增加喂养频次

如果宝宝饭量变小，建议增加喂养次数，帮助宝宝恢复肠道功能。

◎补充水分

为宝宝准备辅食时，建议制作含水量高的食物，保证宝宝水分摄入充足。若宝宝拉稀严重，也可以考虑为宝宝补充口服补液盐。

小课堂：自制苹果汁可纠正电解质紊乱

宝宝腹泻脱水后，往往容易出现电解质紊乱，这个时候就需要给宝宝补充水分和电解质，口服补液盐是最好的选择。但是一些宝宝会排斥服用口服补液盐。为了宝宝的健康考虑，家长可选择先将新鲜苹果榨汁，再和温开水以 1 ： 1 的比例稀释后给宝宝服用。

◎选择合适的烹饪方式

宝宝腹泻后可以吃肉类、蛋类、蔬菜等，但是要选用正确的烹饪方式。如鸡蛋可以做成鸡蛋羹、滑蛋；煮瘦猪肉末；拒绝面包和蛋糕，选用发糕和大米糕；蒸南瓜、西葫芦番茄汤也是不错的选择。煮苹果水也可以有效缓解宝宝腹泻。

◎注重皮肤护理

宝宝腹泻期间，宝妈们要注意护理好孩子的小屁股，每次大便后，需要用清水帮其清洗，并涂抹氧化锌软膏，隔离大便对宝宝皮肤的刺激。

调理食谱

焦米南瓜苹果粥

原料：大米 140 克，南瓜 140 克，苹果 125 克。

做法：

（1）将南瓜和苹果去皮后切小块备用。

（2）将大米淘洗干净后倒入锅中，大火炒出香味，再转小火，炒到焦黄色，盛出备用。

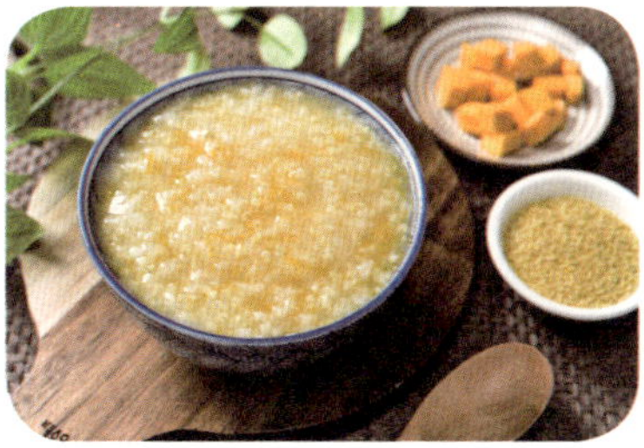

（3）往砂锅中加水烧开，倒入大米煮软后，加入南瓜和苹果块，搅拌均匀，小火慢炖。

（4）将食材煮熟后，拌匀即可食用。

宝宝食欲缺乏怎么办

当发现宝宝食欲缺乏时，很多宝妈往往焦虑万分，为了让宝宝能多吃一口东西，宝妈们可谓是煞费苦心，但宝宝就是不配合。

宝宝食欲缺乏多是饮食不节、喂养不当引起的，如没有按时添加辅食，或给予宝宝过多甜食、肥腻食物，或放任宝宝偏食、挑食等。此外，宝宝突然遭受情绪刺激，特别是进食时受到责骂，多病、久病、用药不当等也是小儿食欲缺乏的常见原因。

宝妈们可以让宝宝从这几个方面进行改善：保证充足的睡眠，适当增加锻炼，按时进食，两餐之间不要吃太多零食，不要边看电视边吃饭。

宝妈们也要注意色香味形及营养搭配，防止宝宝对于蛋白质或甜食摄入过高。食物种类和制作方法也要经常变换，从而增加宝宝食欲。

调理食谱

山楂焦米粥

原料：大米 140 克，山楂片 30 克，白糖 4 克。

做法：

（1）向锅中倒入大米炒香，转小火，待米粒炒至焦黄色，盛出装盘。

（2）往砂锅中倒入适量清水，倒入炒好的大米，搅拌均匀，盖上盖子，水烧开后用小火煮至米粒变软。

（3）打开锅盖，倒入山楂片，轻轻搅拌，盖上盖子，用中小火将食材煮熟。

宝宝便秘怎么办

在添加辅食的过程中有些宝宝会出现便秘，这与宝宝的肠道功能还不是特别完善有一定关系。宝妈们不用过度紧张，找清楚原因，对症处理就可以缓解。

◎调整喂养方式

进行少量多次喂养，或者在现有辅食中加入一些宝宝已经接受的富含粗纤维的绿叶蔬菜，如荠菜、芹菜等，还可以为宝宝准备带籽的水果，如火龙果、蓝莓等。

◎保证宝宝水分的摄入

要保证宝宝在常规奶量的基础上，多吃富含水分的辅食。

◎增加脂肪供给

有些宝宝便秘是因为缺少脂肪的摄入，家长可以为宝宝准备足量的肉类辅食。

◎采取按摩方法

宝妈们可以将手掌平放在宝宝肚脐部，顺时针方向轻轻推揉，促进宝宝肠道蠕动，帮助宝宝排便，缓解便秘。

调理食谱

菠菜芹菜粥

原料：泡好的大米 140 克，菠菜 60 克，芹菜 35 克。

做法：

（1）将菠菜和芹菜洗好，切碎备用。

（2）往砂锅中加水烧开，倒入泡好的大米，搅拌均匀。

（3）水开后转小火煮 30 分钟左右，待大米煮软，加入菠菜和芹菜碎，搅拌均匀。

（4）待蔬菜煮熟后，将粥盛入碗中即可食用。

宝宝上火怎么办

宝宝上火后容易出现眼屎多、嘴唇干裂、舌苔黄厚、小便量少且颜色发黄、大便比较干燥等情况。宝妈们不要着急，可以从以下两个方面进行改善。

◎继续坚持母乳喂养

母乳是宝宝最理想的食物，母乳中存在的浓度很高的低聚糖，能促进肠道中有益菌的繁殖，可以防止宝宝上火。对于奶粉喂养的宝宝，宝妈们可以在两次喂奶间隙，给宝宝喂一些白开水，防止其上火。

◎合理添加辅食

宝妈们为宝宝准备富含膳食纤维的谷类、新鲜蔬菜和水果等食物，可以预防上火和便秘。宝妈们应让宝宝少吃油炸、煎烤类的食物和巧克力、蛋糕、糖果等甜食。

调理食谱

西瓜猕猴桃沙拉

原料：西瓜 300 克，猕猴桃 100 克，酸奶 1 盒。

做法：

（1）将西瓜和猕猴桃去皮，切成小块备用。

（2）将西瓜块和猕猴桃块放入碗中，加入适量酸奶。

（3）将所有食材搅拌均匀即可饮用。

宝宝喂养记录日志

主审◎李亚军
主编◎米　阳　温春梅

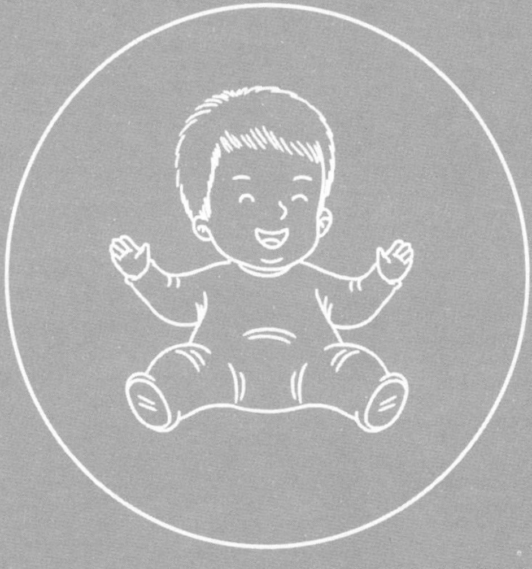

陕西新华出版
陕西科学技术出版社
Shaanxi Science and Technology Press

满___岁___月___天　　　　　　　________年___月___日

喂奶记录

（1）时间：______________　（左 / 右 / 配方奶 / 水）______毫升

（2）时间：______________　（左 / 右 / 配方奶 / 水）______毫升

（3）时间：______________　（左 / 右 / 配方奶 / 水）______毫升

（4）时间：______________　（左 / 右 / 配方奶 / 水）______毫升

（5）时间：______________　（左 / 右 / 配方奶 / 水）______毫升

（6）时间：______________　（左 / 右 / 配方奶 / 水）______毫升

辅食记录

（1）时间：______________　（______________________________）

（2）时间：______________　（______________________________）

（3）时间：______________　（______________________________）

谷薯杂豆类：_____种　　蔬菜类：_____种　　蛋类：_____种

畜禽肉鱼类：_____种　　水果类：_____种　　新加：_____种

维生素 D/AD □　　钙类 □

尿布记录

大：_____次，_________性状

小：_____次，_________性状

睡眠记录

_____：_____ ~ _____：_____　　_____：_____ ~ _____：_____

_____：_____ ~ _____：_____　　_____：_____ ~ _____：_____

_____：_____ ~ _____：_____　　_____：_____ ~ _____：_____

满____岁____月____天 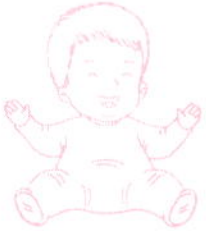 ________年____月____日

喂奶记录

（1）时间：______________ （左 / 右 / 配方奶 / 水）______毫升

（2）时间：______________ （左 / 右 / 配方奶 / 水）______毫升

（3）时间：______________ （左 / 右 / 配方奶 / 水）______毫升

（4）时间：______________ （左 / 右 / 配方奶 / 水）______毫升

（5）时间：______________ （左 / 右 / 配方奶 / 水）______毫升

（6）时间：______________ （左 / 右 / 配方奶 / 水）______毫升

辅食记录

（1）时间：______________ （________________________________）

（2）时间：______________ （________________________________）

（3）时间：______________ （________________________________）

谷薯杂豆类：______种 蔬菜类：______种 蛋类：______种

畜禽肉鱼类：______种 水果类：______种 新加：______种

维生素 D/AD □ 钙类 □

尿布记录

大：_____次，__________性状

小：_____次，__________性状

睡眠记录

_____：_____ ~ _____：_____ _____：_____ ~ _____：_____

_____：_____ ~ _____：_____ _____：_____ ~ _____：_____

_____：_____ ~ _____：_____ _____：_____ ~ _____：_____

满___岁___月___天　　______年___月___日

喂奶记录

（1）时间：____________　（左/右/配方奶/水）______毫升

（2）时间：____________　（左/右/配方奶/水）______毫升

（3）时间：____________　（左/右/配方奶/水）______毫升

（4）时间：____________　（左/右/配方奶/水）______毫升

（5）时间：____________　（左/右/配方奶/水）______毫升

（6）时间：____________　（左/右/配方奶/水）______毫升

辅食记录

（1）时间：____________（________________________）

（2）时间：____________（________________________）

（3）时间：____________（________________________）

谷薯杂豆类：_____种　蔬菜类：_____种　蛋类：_____种

畜禽肉鱼类：_____种　水果类：_____种　新加：_____种

维生素 D/AD □　钙类 □

尿布记录

大：_____次，_________性状

小：_____次，_________性状

睡眠记录

_____：_____ ~ _____：_____　_____：_____ ~ _____：_____

_____：_____ ~ _____：_____　_____：_____ ~ _____：_____

_____：_____ ~ _____：_____　_____：_____ ~ _____：_____

喂奶记录

（1）时间：______________　（左/右/配方奶/水）______毫升

（2）时间：______________　（左/右/配方奶/水）______毫升

（3）时间：______________　（左/右/配方奶/水）______毫升

（4）时间：______________　（左/右/配方奶/水）______毫升

（5）时间：______________　（左/右/配方奶/水）______毫升

（6）时间：______________　（左/右/配方奶/水）______毫升

辅食记录

（1）时间：______________（______________________________）

（2）时间：______________（______________________________）

（3）时间：______________（______________________________）

谷薯杂豆类：_____种　蔬菜类：_____种　蛋类：_____种

畜禽肉鱼类：_____种　水果类：_____种　新加：_____种

维生素 D/AD □　钙类 □

尿布记录

大：_____次，__________性状

小：_____次，__________性状

睡眠记录

_____：_____ ~ _____：_____　_____：_____ ~ _____：_____

_____：_____ ~ _____：_____　_____：_____ ~ _____：_____

_____：_____ ~ _____：_____　_____：_____ ~ _____：_____

喂奶记录

（1）时间：____________　（左 / 右 / 配方奶 / 水）______毫升

（2）时间：____________　（左 / 右 / 配方奶 / 水）______毫升

（3）时间：____________　（左 / 右 / 配方奶 / 水）______毫升

（4）时间：____________　（左 / 右 / 配方奶 / 水）______毫升

（5）时间：____________　（左 / 右 / 配方奶 / 水）______毫升

（6）时间：____________　（左 / 右 / 配方奶 / 水）______毫升

辅食记录

（1）时间：____________（______________________）

（2）时间：____________（______________________）

（3）时间：____________（______________________）

谷薯杂豆类：______种　蔬菜类：______种　蛋类：______种

畜禽肉鱼类：______种　水果类：______种　新加：______种

维生素 D/AD □　钙类 □

尿布记录

大：______次，__________性状

小：______次，__________性状

睡眠记录

______：______～______：______　______：______～______：______

______：______～______：______　______：______～______：______

______：______～______：______　______：______～______：______

满____岁____月____天　　　　________年____月____日

喂奶记录

（1）时间：____________　（左 / 右 / 配方奶 / 水）______毫升

（2）时间：____________　（左 / 右 / 配方奶 / 水）______毫升

（3）时间：____________　（左 / 右 / 配方奶 / 水）______毫升

（4）时间：____________　（左 / 右 / 配方奶 / 水）______毫升

（5）时间：____________　（左 / 右 / 配方奶 / 水）______毫升

（6）时间：____________　（左 / 右 / 配方奶 / 水）______毫升

辅食记录

（1）时间：____________（________________________）

（2）时间：____________（________________________）

（3）时间：____________（________________________）

谷薯杂豆类：_____种　蔬菜类：_____种　蛋类：_____种

畜禽肉鱼类：_____种　水果类：_____种　新加：_____种

维生素 D/AD □　钙类 □

尿布记录

大：____次，________性状

小：____次，________性状

睡眠记录

_____：_____ ~ _____：_____　_____：_____ ~ _____：_____

_____：_____ ~ _____：_____　_____：_____ ~ _____：_____

_____：_____ ~ _____：_____　_____：_____ ~ _____：_____

满____岁____月____天　　　　________年____月____日

喂奶记录

（1）时间：______________　（左 / 右 / 配方奶 / 水）______毫升

（2）时间：______________　（左 / 右 / 配方奶 / 水）______毫升

（3）时间：______________　（左 / 右 / 配方奶 / 水）______毫升

（4）时间：______________　（左 / 右 / 配方奶 / 水）______毫升

（5）时间：______________　（左 / 右 / 配方奶 / 水）______毫升

（6）时间：______________　（左 / 右 / 配方奶 / 水）______毫升

辅食记录

（1）时间：______________（______________________________）

（2）时间：______________（______________________________）

（3）时间：______________（______________________________）

谷薯杂豆类：______种　蔬菜类：______种　蛋类：______种

畜禽肉鱼类：______种　水果类：______种　新加：______种

维生素 D/AD ☐　钙类 ☐

尿布记录

大：_____次，__________性状

小：_____次，__________性状

睡眠记录

_____：_____ ~ _____：_____　_____：_____ ~ _____：_____

_____：_____ ~ _____：_____　_____：_____ ~ _____：_____

_____：_____ ~ _____：_____　_____：_____ ~ _____：_____

喂奶记录

(1) 时间：____________　(左 / 右 / 配方奶 / 水) _____毫升

(2) 时间：____________　(左 / 右 / 配方奶 / 水) _____毫升

(3) 时间：____________　(左 / 右 / 配方奶 / 水) _____毫升

(4) 时间：____________　(左 / 右 / 配方奶 / 水) _____毫升

(5) 时间：____________　(左 / 右 / 配方奶 / 水) _____毫升

(6) 时间：____________　(左 / 右 / 配方奶 / 水) _____毫升

辅食记录

(1) 时间：____________ (____________________________)

(2) 时间：____________ (____________________________)

(3) 时间：____________ (____________________________)

谷薯杂豆类：_____种　蔬菜类：_____种　蛋类：_____种

畜禽肉鱼类：_____种　水果类：_____种　新加：_____种

维生素 D/AD □　钙类 □

尿布记录

大：_____次，__________性状

小：_____次，__________性状

睡眠记录

_____：_____ ~ _____：_____　_____：_____ ~ _____：_____

_____：_____ ~ _____：_____　_____：_____ ~ _____：_____

_____：_____ ~ _____：_____　_____：_____ ~ _____：_____

满____岁____月____天

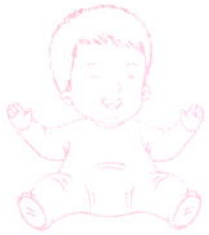

________年____月____日

喂奶记录

（1）时间：______________　（左 / 右 / 配方奶 / 水）______毫升

（2）时间：______________　（左 / 右 / 配方奶 / 水）______毫升

（3）时间：______________　（左 / 右 / 配方奶 / 水）______毫升

（4）时间：______________　（左 / 右 / 配方奶 / 水）______毫升

（5）时间：______________　（左 / 右 / 配方奶 / 水）______毫升

（6）时间：______________　（左 / 右 / 配方奶 / 水）______毫升

辅食记录

（1）时间：______________（________________________________）

（2）时间：______________（________________________________）

（3）时间：______________（________________________________）

谷薯杂豆类：______种　蔬菜类：______种　蛋类：______种

畜禽肉鱼类：______种　水果类：______种　新加：______种

维生素 D/AD □　钙类 □

尿布记录

大：_____次，__________性状

小：_____次，__________性状

睡眠记录

_____：_____ ~ _____：_____　_____：_____ ~ _____：_____

_____：_____ ~ _____：_____　_____：_____ ~ _____：_____

_____：_____ ~ _____：_____　_____：_____ ~ _____：_____

喂奶记录

（1）时间：____________ （左／右／配方奶／水）_____毫升

（2）时间：____________ （左／右／配方奶／水）_____毫升

（3）时间：____________ （左／右／配方奶／水）_____毫升

（4）时间：____________ （左／右／配方奶／水）_____毫升

（5）时间：____________ （左／右／配方奶／水）_____毫升

（6）时间：____________ （左／右／配方奶／水）_____毫升

辅食记录

（1）时间：____________（__________________________）

（2）时间：____________（__________________________）

（3）时间：____________（__________________________）

谷薯杂豆类：_____种 蔬菜类：_____种 蛋类：_____种

畜禽肉鱼类：_____种 水果类：_____种 新加：_____种

维生素 D/AD □ 钙类 □

尿布记录

大：_____次，__________性状

小：_____次，__________性状

睡眠记录

_____：_____ ~ _____：_____ _____：_____ ~ _____：_____

_____：_____ ~ _____：_____ _____：_____ ~ _____：_____

_____：_____ ~ _____：_____ _____：_____ ~ _____：_____

满____岁____月____天 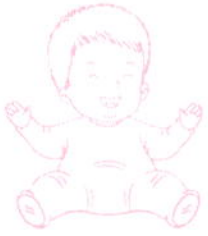 ________年____月____日

喂奶记录

（1）时间：________________ （左 / 右 / 配方奶 / 水）______毫升

（2）时间：________________ （左 / 右 / 配方奶 / 水）______毫升

（3）时间：________________ （左 / 右 / 配方奶 / 水）______毫升

（4）时间：________________ （左 / 右 / 配方奶 / 水）______毫升

（5）时间：________________ （左 / 右 / 配方奶 / 水）______毫升

（6）时间：________________ （左 / 右 / 配方奶 / 水）______毫升

辅食记录

（1）时间：________________（____________________________________）

（2）时间：________________（____________________________________）

（3）时间：________________（____________________________________）

谷薯杂豆类：______种　蔬菜类：______种　蛋类：______种

畜禽肉鱼类：______种　水果类：______种　新加：______种

维生素 D/AD □　钙类 □

尿布记录

大：_____次，__________性状

小：_____次，__________性状

睡眠记录

_____：_____ ~ _____：_____　_____：_____ ~ _____：_____

_____：_____ ~ _____：_____　_____：_____ ~ _____：_____

_____：_____ ~ _____：_____　_____：_____ ~ _____：_____

喂奶记录

（1）时间：______________　（左 / 右 / 配方奶 / 水）______毫升

（2）时间：______________　（左 / 右 / 配方奶 / 水）______毫升

（3）时间：______________　（左 / 右 / 配方奶 / 水）______毫升

（4）时间：______________　（左 / 右 / 配方奶 / 水）______毫升

（5）时间：______________　（左 / 右 / 配方奶 / 水）______毫升

（6）时间：______________　（左 / 右 / 配方奶 / 水）______毫升

辅食记录

（1）时间：______________（______________________________）

（2）时间：______________（______________________________）

（3）时间：______________（______________________________）

谷薯杂豆类：______种　蔬菜类：______种　蛋类：______种

畜禽肉鱼类：______种　水果类：______种　新加：______种

维生素 D/AD □　钙类 □

尿布记录

大：_____次，__________性状

小：_____次，__________性状

睡眠记录

_____：_____ ~ _____：_____　_____：_____ ~ _____：_____

_____：_____ ~ _____：_____　_____：_____ ~ _____：_____

_____：_____ ~ _____：_____　_____：_____ ~ _____：_____

满____岁____月____天　　　　________年____月____日

喂奶记录

（1）时间：________________　（左 / 右 / 配方奶 / 水）______毫升

（2）时间：________________　（左 / 右 / 配方奶 / 水）______毫升

（3）时间：________________　（左 / 右 / 配方奶 / 水）______毫升

（4）时间：________________　（左 / 右 / 配方奶 / 水）______毫升

（5）时间：________________　（左 / 右 / 配方奶 / 水）______毫升

（6）时间：________________　（左 / 右 / 配方奶 / 水）______毫升

辅食记录

（1）时间：________________（____________________________________）

（2）时间：________________（____________________________________）

（3）时间：________________（____________________________________）

谷薯杂豆类：______种　　蔬菜类：______种　　蛋类：______种

畜禽肉鱼类：______种　　水果类：______种　　新加：______种

维生素 D/AD □　　钙类 □

尿布记录

大：_____次，__________性状

小：_____次，__________性状

睡眠记录

_____：_____ ~ _____：_____　　_____：_____ ~ _____：_____

_____：_____ ~ _____：_____　　_____：_____ ~ _____：_____

_____：_____ ~ _____：_____　　_____：_____ ~ _____：_____

喂奶记录

（1）时间：____________　（左/右/配方奶/水）______毫升

（2）时间：____________　（左/右/配方奶/水）______毫升

（3）时间：____________　（左/右/配方奶/水）______毫升

（4）时间：____________　（左/右/配方奶/水）______毫升

（5）时间：____________　（左/右/配方奶/水）______毫升

（6）时间：____________　（左/右/配方奶/水）______毫升

辅食记录

（1）时间：____________（__________________________）

（2）时间：____________（__________________________）

（3）时间：____________（__________________________）

谷薯杂豆类：______种　蔬菜类：______种　蛋类：______种

畜禽肉鱼类：______种　水果类：______种　新加：______种

维生素 D/AD □　钙类 □

尿布记录

大：_____次，_________性状

小：_____次，_________性状

睡眠记录

_____：_____ ~ _____：_____　_____：_____ ~ _____：_____

_____：_____ ~ _____：_____　_____：_____ ~ _____：_____

_____：_____ ~ _____：_____　_____：_____ ~ _____：_____

喂奶记录

（1）时间：______________　（左 / 右 / 配方奶 / 水）______毫升

（2）时间：______________　（左 / 右 / 配方奶 / 水）______毫升

（3）时间：______________　（左 / 右 / 配方奶 / 水）______毫升

（4）时间：______________　（左 / 右 / 配方奶 / 水）______毫升

（5）时间：______________　（左 / 右 / 配方奶 / 水）______毫升

（6）时间：______________　（左 / 右 / 配方奶 / 水）______毫升

辅食记录

（1）时间：______________（________________________________）

（2）时间：______________（________________________________）

（3）时间：______________（________________________________）

谷薯杂豆类：______种　蔬菜类：______种　蛋类：______种

畜禽肉鱼类：______种　水果类：______种　新加：______种

维生素 D/AD □　钙类 □

尿布记录

大：_____次，__________性状

小：_____次，__________性状

睡眠记录

_____：_____ ~ _____：_____　_____：_____ ~ _____：_____

_____：_____ ~ _____：_____　_____：_____ ~ _____：_____

_____：_____ ~ _____：_____　_____：_____ ~ _____：_____

喂奶记录

（1）时间：____________　　（左 / 右 / 配方奶 / 水）______毫升

（2）时间：____________　　（左 / 右 / 配方奶 / 水）______毫升

（3）时间：____________　　（左 / 右 / 配方奶 / 水）______毫升

（4）时间：____________　　（左 / 右 / 配方奶 / 水）______毫升

（5）时间：____________　　（左 / 右 / 配方奶 / 水）______毫升

（6）时间：____________　　（左 / 右 / 配方奶 / 水）______毫升

辅食记录

（1）时间：____________（________________________）

（2）时间：____________（________________________）

（3）时间：____________（________________________）

谷薯杂豆类：______种　　蔬菜类：______种　　蛋类：______种

畜禽肉鱼类：______种　　水果类：______种　　新加：______种

维生素 D/AD □　　钙类 □

尿布记录

大：______次，__________性状

小：______次，__________性状

睡眠记录

______：______ ~ ______：______　　______：______ ~ ______：______

______：______ ~ ______：______　　______：______ ~ ______：______

______：______ ~ ______：______　　______：______ ~ ______：______

满____岁____月____天　　　　________年____月____日

喂奶记录

（1）时间：______________　（左 / 右 / 配方奶 / 水）______毫升

（2）时间：______________　（左 / 右 / 配方奶 / 水）______毫升

（3）时间：______________　（左 / 右 / 配方奶 / 水）______毫升

（4）时间：______________　（左 / 右 / 配方奶 / 水）______毫升

（5）时间：______________　（左 / 右 / 配方奶 / 水）______毫升

（6）时间：______________　（左 / 右 / 配方奶 / 水）______毫升

辅食记录

（1）时间：______________（______________________________）

（2）时间：______________（______________________________）

（3）时间：______________（______________________________）

谷薯杂豆类：______种　蔬菜类：______种　蛋类：______种

畜禽肉鱼类：______种　水果类：______种　新加：______种

维生素 D/AD ☐　钙类 ☐

尿布记录

大：_____次，__________性状

小：_____次，__________性状

睡眠记录

_____：_____ ~ _____：_____　_____：_____ ~ _____：_____

_____：_____ ~ _____：_____　_____：_____ ~ _____：_____

_____：_____ ~ _____：_____　_____：_____ ~ _____：_____

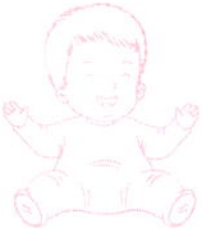

喂奶记录

（1）时间：______________　（左 / 右 / 配方奶 / 水）______毫升

（2）时间：______________　（左 / 右 / 配方奶 / 水）______毫升

（3）时间：______________　（左 / 右 / 配方奶 / 水）______毫升

（4）时间：______________　（左 / 右 / 配方奶 / 水）______毫升

（5）时间：______________　（左 / 右 / 配方奶 / 水）______毫升

（6）时间：______________　（左 / 右 / 配方奶 / 水）______毫升

辅食记录

（1）时间：______________（________________________________）

（2）时间：______________（________________________________）

（3）时间：______________（________________________________）

谷薯杂豆类：______种　蔬菜类：______种　蛋类：______种

畜禽肉鱼类：______种　水果类：______种　新加：______种

维生素 D/AD □　钙类 □

尿布记录

大：_____次，__________性状

小：_____次，__________性状

睡眠记录

_____：_____～_____：_____　_____：_____～_____：_____

_____：_____～_____：_____　_____：_____～_____：_____

_____：_____～_____：_____　_____：_____～_____：_____

喂奶记录

（1）时间：____________　（左 / 右 / 配方奶 / 水）_____毫升

（2）时间：____________　（左 / 右 / 配方奶 / 水）_____毫升

（3）时间：____________　（左 / 右 / 配方奶 / 水）_____毫升

（4）时间：____________　（左 / 右 / 配方奶 / 水）_____毫升

（5）时间：____________　（左 / 右 / 配方奶 / 水）_____毫升

（6）时间：____________　（左 / 右 / 配方奶 / 水）_____毫升

辅食记录

（1）时间：____________（____________________________）

（2）时间：____________（____________________________）

（3）时间：____________（____________________________）

谷薯杂豆类：_____种　蔬菜类：_____种　蛋类：_____种

畜禽肉鱼类：_____种　水果类：_____种　新加：_____种

维生素 D/AD □　钙类 □

尿布记录

大：_____次，__________性状

小：_____次，__________性状

睡眠记录

_____：_____ ~ _____：_____　_____：_____ ~ _____：_____

_____：_____ ~ _____：_____　_____：_____ ~ _____：_____

_____：_____ ~ _____：_____　_____：_____ ~ _____：_____

喂奶记录

（1）时间：________ （左 / 右 / 配方奶 / 水）______毫升
（2）时间：________ （左 / 右 / 配方奶 / 水）______毫升
（3）时间：________ （左 / 右 / 配方奶 / 水）______毫升
（4）时间：________ （左 / 右 / 配方奶 / 水）______毫升
（5）时间：________ （左 / 右 / 配方奶 / 水）______毫升
（6）时间：________ （左 / 右 / 配方奶 / 水）______毫升

辅食记录

（1）时间：________（________________）
（2）时间：________（________________）
（3）时间：________（________________）

谷薯杂豆类：______种 蔬菜类：______种 蛋类：______种
畜禽肉鱼类：______种 水果类：______种 新加：______种
维生素 D/AD □ 钙类 □

尿布记录

大：______次，________性状
小：______次，________性状

睡眠记录

____：____ ~ ____：____ ____：____ ~ ____：____
____：____ ~ ____：____ ____：____ ~ ____：____
____：____ ~ ____：____ ____：____ ~ ____：____

喂奶记录

（1）时间：____________　（左 / 右 / 配方奶 / 水）______毫升

（2）时间：____________　（左 / 右 / 配方奶 / 水）______毫升

（3）时间：____________　（左 / 右 / 配方奶 / 水）______毫升

（4）时间：____________　（左 / 右 / 配方奶 / 水）______毫升

（5）时间：____________　（左 / 右 / 配方奶 / 水）______毫升

（6）时间：____________　（左 / 右 / 配方奶 / 水）______毫升

辅食记录

（1）时间：____________（______________________________）

（2）时间：____________（______________________________）

（3）时间：____________（______________________________）

谷薯杂豆类：______种　蔬菜类：______种　蛋类：______种

畜禽肉鱼类：______种　水果类：______种　新加：______种

维生素 D/AD □　钙类 □

尿布记录

大：______次，__________性状

小：______次，__________性状

睡眠记录

_____：_____ ~ _____：_____　_____：_____ ~ _____：_____

_____：_____ ~ _____：_____　_____：_____ ~ _____：_____

_____：_____ ~ _____：_____　_____：_____ ~ _____：_____

满____岁____月____天 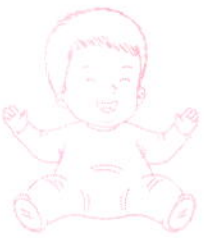 ________年____月____日

喂奶记录

(1) 时间：________________ (左 / 右 / 配方奶 / 水) ______毫升

(2) 时间：________________ (左 / 右 / 配方奶 / 水) ______毫升

(3) 时间：________________ (左 / 右 / 配方奶 / 水) ______毫升

(4) 时间：________________ (左 / 右 / 配方奶 / 水) ______毫升

(5) 时间：________________ (左 / 右 / 配方奶 / 水) ______毫升

(6) 时间：________________ (左 / 右 / 配方奶 / 水) ______毫升

辅食记录

(1) 时间：________________ (____________________________________)

(2) 时间：________________ (____________________________________)

(3) 时间：________________ (____________________________________)

谷薯杂豆类：______种 蔬菜类：______种 蛋类：______种

畜禽肉鱼类：______种 水果类：______种 新加：______种

维生素 D/AD □ 钙类 □

尿布记录

大：______次，__________性状

小：______次，__________性状

睡眠记录

_____：_____ ~ _____：_____ _____：_____ ~ _____：_____

_____：_____ ~ _____：_____ _____：_____ ~ _____：_____

_____：_____ ~ _____：_____ _____：_____ ~ _____：_____

满____岁____月____天 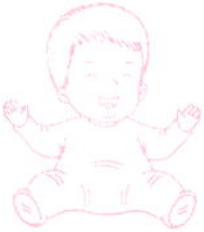 ________年____月____日

喂奶记录

（1）时间：________________ （左 / 右 / 配方奶 / 水）______毫升

（2）时间：________________ （左 / 右 / 配方奶 / 水）______毫升

（3）时间：________________ （左 / 右 / 配方奶 / 水）______毫升

（4）时间：________________ （左 / 右 / 配方奶 / 水）______毫升

（5）时间：________________ （左 / 右 / 配方奶 / 水）______毫升

（6）时间：________________ （左 / 右 / 配方奶 / 水）______毫升

辅食记录

（1）时间：________________（____________________________________）

（2）时间：________________（____________________________________）

（3）时间：________________（____________________________________）

谷薯杂豆类：______种　蔬菜类：______种　蛋类：______种

畜禽肉鱼类：______种　水果类：______种　新加：______种

维生素 D/AD □　钙类 □

尿布记录

大：_____次，__________性状

小：_____次，__________性状

睡眠记录

______：______ ~ ______：______　______：______ ~ ______：______

______：______ ~ ______：______　______：______ ~ ______：______

______：______ ~ ______：______　______：______ ~ ______：______

满___岁___月___天 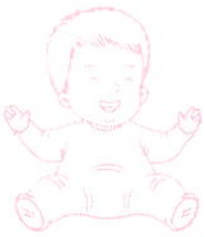 ______年___月___日

喂奶记录

（1）时间：__________ （左 / 右 / 配方奶 / 水）_____毫升

（2）时间：__________ （左 / 右 / 配方奶 / 水）_____毫升

（3）时间：__________ （左 / 右 / 配方奶 / 水）_____毫升

（4）时间：__________ （左 / 右 / 配方奶 / 水）_____毫升

（5）时间：__________ （左 / 右 / 配方奶 / 水）_____毫升

（6）时间：__________ （左 / 右 / 配方奶 / 水）_____毫升

辅食记录

（1）时间：__________ （____________________）

（2）时间：__________ （____________________）

（3）时间：__________ （____________________）

谷薯杂豆类：_____种 蔬菜类：_____种 蛋类：_____种

畜禽肉鱼类：_____种 水果类：_____种 新加：_____种

维生素 D/AD □ 钙类 □

尿布记录

大：_____次，________性状

小：_____次，________性状

睡眠记录

_____：_____ ~ _____：_____ _____：_____ ~ _____：_____

_____：_____ ~ _____：_____ _____：_____ ~ _____：_____

_____：_____ ~ _____：_____ _____：_____ ~ _____：_____

满____岁____月____天 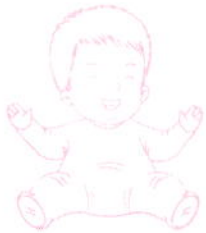 ________年____月____日

喂奶记录

（1）时间：______________ （左 / 右 / 配方奶 / 水）______毫升

（2）时间：______________ （左 / 右 / 配方奶 / 水）______毫升

（3）时间：______________ （左 / 右 / 配方奶 / 水）______毫升

（4）时间：______________ （左 / 右 / 配方奶 / 水）______毫升

（5）时间：______________ （左 / 右 / 配方奶 / 水）______毫升

（6）时间：______________ （左 / 右 / 配方奶 / 水）______毫升

辅食记录

（1）时间：______________ （______________________________）

（2）时间：______________ （______________________________）

（3）时间：______________ （______________________________）

谷薯杂豆类：______种　　蔬菜类：______种　　蛋类：______种

畜禽肉鱼类：______种　　水果类：______种　　新加：______种

维生素 D/AD □　　钙类 □

尿布记录

大：______次，__________性状

小：______次，__________性状

睡眠记录

______：______ ~ ______：______　　______：______ ~ ______：______

______：______ ~ ______：______　　______：______ ~ ______：______

______：______ ~ ______：______　　______：______ ~ ______：______

喂奶记录

（1）时间：__________ （左 / 右 / 配方奶 / 水）______毫升

（2）时间：__________ （左 / 右 / 配方奶 / 水）______毫升

（3）时间：__________ （左 / 右 / 配方奶 / 水）______毫升

（4）时间：__________ （左 / 右 / 配方奶 / 水）______毫升

（5）时间：__________ （左 / 右 / 配方奶 / 水）______毫升

（6）时间：__________ （左 / 右 / 配方奶 / 水）______毫升

辅食记录

（1）时间：__________ （________________________）

（2）时间：__________ （________________________）

（3）时间：__________ （________________________）

谷薯杂豆类：_____种　蔬菜类：_____种　蛋类：_____种

畜禽肉鱼类：_____种　水果类：_____种　新加：_____种

维生素 D/AD □　钙类 □

尿布记录

大：_____次，__________性状

小：_____次，__________性状

睡眠记录

_____：_____ ~ _____：_____　　_____：_____ ~ _____：_____

_____：_____ ~ _____：_____　　_____：_____ ~ _____：_____

_____：_____ ~ _____：_____　　_____：_____ ~ _____：_____

满____岁____月____天　　　　　________年____月____日

喂奶记录

（1）时间：______________　（左 / 右 / 配方奶 / 水）______毫升

（2）时间：______________　（左 / 右 / 配方奶 / 水）______毫升

（3）时间：______________　（左 / 右 / 配方奶 / 水）______毫升

（4）时间：______________　（左 / 右 / 配方奶 / 水）______毫升

（5）时间：______________　（左 / 右 / 配方奶 / 水）______毫升

（6）时间：______________　（左 / 右 / 配方奶 / 水）______毫升

辅食记录

（1）时间：______________（________________________________）

（2）时间：______________（________________________________）

（3）时间：______________（________________________________）

谷薯杂豆类：______种　蔬菜类：______种　蛋类：______种

畜禽肉鱼类：______种　水果类：______种　新加：______种

维生素 D/AD ☐　钙类 ☐

尿布记录

大：_____次，__________性状

小：_____次，__________性状

睡眠记录

_____：_____ ~ _____：_____　　_____：_____ ~ _____：_____

_____：_____ ~ _____：_____　　_____：_____ ~ _____：_____

_____：_____ ~ _____：_____　　_____：_____ ~ _____：_____

满___岁___月___天　　　　______年___月___日

喂奶记录

（1）时间：__________　（左/右/配方奶/水）_____毫升

（2）时间：__________　（左/右/配方奶/水）_____毫升

（3）时间：__________　（左/右/配方奶/水）_____毫升

（4）时间：__________　（左/右/配方奶/水）_____毫升

（5）时间：__________　（左/右/配方奶/水）_____毫升

（6）时间：__________　（左/右/配方奶/水）_____毫升

辅食记录

（1）时间：__________（____________________）

（2）时间：__________（____________________）

（3）时间：__________（____________________）

谷薯杂豆类：_____种　蔬菜类：_____种　蛋类：_____种

畜禽肉鱼类：_____种　水果类：_____种　新加：_____种

维生素 D/AD □　钙类 □

尿布记录

大：_____次，_________性状

小：_____次，_________性状

睡眠记录

_____：_____ ~ _____：_____　_____：_____ ~ _____：_____

_____：_____ ~ _____：_____　_____：_____ ~ _____：_____

_____：_____ ~ _____：_____　_____：_____ ~ _____：_____

喂奶记录

（1）时间：____________　（左 / 右 / 配方奶 / 水）______毫升

（2）时间：____________　（左 / 右 / 配方奶 / 水）______毫升

（3）时间：____________　（左 / 右 / 配方奶 / 水）______毫升

（4）时间：____________　（左 / 右 / 配方奶 / 水）______毫升

（5）时间：____________　（左 / 右 / 配方奶 / 水）______毫升

（6）时间：____________　（左 / 右 / 配方奶 / 水）______毫升

辅食记录

（1）时间：____________（________________________）

（2）时间：____________（________________________）

（3）时间：____________（________________________）

谷薯杂豆类：______种　蔬菜类：______种　蛋类：______种

畜禽肉鱼类：______种　水果类：______种　新加：______种

维生素 D/AD □　钙类 □

尿布记录

大：______次，__________性状

小：______次，__________性状

睡眠记录

______：______ ~ ______：______　______：______ ~ ______：______

______：______ ~ ______：______　______：______ ~ ______：______

______：______ ~ ______：______　______：______ ~ ______：______

喂奶记录

（1）时间：____________　（左/右/配方奶/水）______毫升

（2）时间：____________　（左/右/配方奶/水）______毫升

（3）时间：____________　（左/右/配方奶/水）______毫升

（4）时间：____________　（左/右/配方奶/水）______毫升

（5）时间：____________　（左/右/配方奶/水）______毫升

（6）时间：____________　（左/右/配方奶/水）______毫升

辅食记录

（1）时间：____________（________________________）

（2）时间：____________（________________________）

（3）时间：____________（________________________）

谷薯杂豆类：______种　蔬菜类：______种　蛋类：______种

畜禽肉鱼类：______种　水果类：______种　新加：______种

维生素 D/AD □　钙类 □

尿布记录

大：______次，__________性状

小：______次，__________性状

睡眠记录

_____：_____ ~ _____：_____　　_____：_____ ~ _____：_____

_____：_____ ~ _____：_____　　_____：_____ ~ _____：_____

_____：_____ ~ _____：_____　　_____：_____ ~ _____：_____

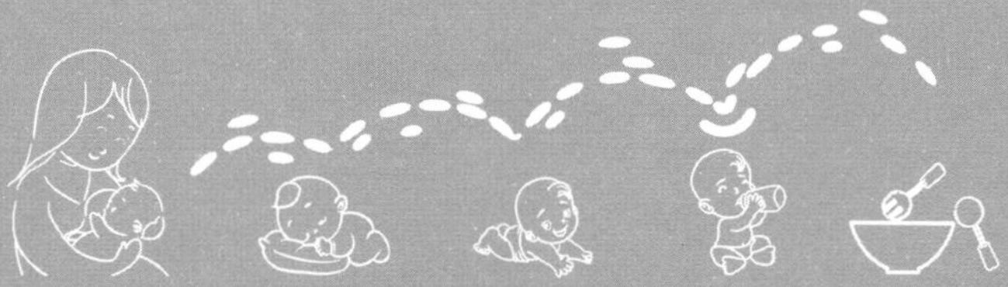